世界史聞不出的藥水味

那些外國名人的生・老・病・死

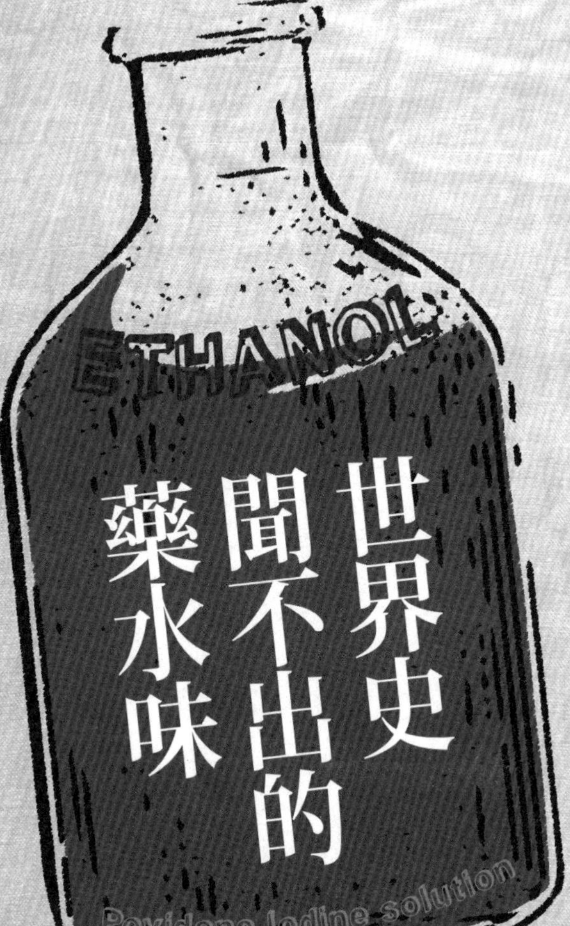

譚健鍬 著

自序

醫學史的光明與黑暗

在某次飯局上聽到友人遊覽維也納的趣聞。他們那天參觀莫札特故居，聘請了一位遊學的華人朋友當臨時導遊。面對一件件兩、三百年歷史的遺物，導遊如數家珍，一面口若懸河地講述偉大音樂家的生平，一面從欣賞音樂的角度透視莫札特的心靈。

「他是怎麼死的？才三十幾歲那麼年輕。」友人忍不住掏出了藏在心底多年的疑問。

「莫札特死於梅毒！在那個年代，很多名人都死於梅毒，比如貝多芬也是……」臨時導遊的回答異常肯定，幾乎不假思索，把音樂家不堪的經歷又天花亂墜了一番。

友人對此深信不疑，大概是由於導遊的口才過於伶俐吧？有時候，一個說書人的魅力遠遠大於精通鑽研考據的大學者。更何況梅毒和桃色新聞有著「剪不斷理還亂」的天然聯繫，很容易抓住市井小民的眼球，自然也是他們先入為主的「喜聞樂見」了。

可惜，我更喜歡證據，更願意選擇嚴謹。也許這和我的職業有關。我不知道莫札特死於梅毒的醫學證據何在，這和我涉獵的資料大相徑庭。

新一輪的探索於此應運而生。

在此之前，我寫的都是中國古人的病史。說到文獻資料，世界上恐怕沒有哪個國家的積澱能超過中國。中國人從兩、三千年前便熱衷於記載史料，偏偏漢文字的生命力超強，從文字誕生之日便代代相傳，從未中斷。這是另外幾大文明古國望塵莫及的。幸賴於此，我在汗牛充棟中已經如魚得水。

不過，古人喜歡記載的是政治和軍事，其次著重文學，科技和發明不是正統士大夫津津樂道的。關於私人健康問題的紀錄大多散見於野史和文言小說，寥寥數語，又魚目混珠，真假難辨，且難登大雅之堂，可信度直打問號。

由此，還原古人的生活面貌，再追索他們的患病之源，把最接近的歷史真相展現在讀者面前，幾乎與考古無異，的確是一件不輕鬆、不容易的事。

西方文獻就不同。他們對科技和生活的紀錄非常充足，而且愈接近現代就愈豐富、愈清晰，尤其值得注意的是，現代醫學肇始於西醫，西醫對症狀的描述基本上可以和生活中的主訴直接掛鉤，一脈相承，分析起來並不費力，不像中國文獻，需要將古人的思維、語言轉換成現代的表達方式。

因此，寫西方名人的疾病史有一種前所未有的快感！

從羅斯福的高血壓到腦溢血，我們看到了人類對高血壓的認知不斷完善。從維多利亞女王的無痛分娩到產鉗助產的是是非非，我們看到了麻醉學和產科學走過的坎坷之路，沒有前人的篳路藍縷，沒有他們的失誤和謬誤，也就沒有後人的進步、後世的昌明。從冠心病總統艾森豪與新技術的失之交臂，我們也看到了勇敢的先行者用神農嘗百草的精神開啟征服病魔的新紀元——儘管醫學界的英雄人物常常是走在孤獨的征途上，以一種義無反顧的姿態。

醫學，從來都是社會學的一部分。人性的光輝終究無法完全掩蓋人類醜陋的一面，他們也貪婪、也自私、也無知，更無恥和更野蠻。而醫學史的方方面面，其實正是光明和黑暗、善良和邪惡、勇敢和怯懦較量的縮影。

打開他們的心扉，解剖他們的靈魂，還原他們的病灶，不亦樂乎！這也是「醫學散文」一以貫之的風格，希望親愛的讀者們再次拭目以待。讓古老中國以外的世界，從一個似曾相識的新角度，啟迪大家！

二〇一七年七月二十五日，澳門

譚健鍬

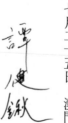

目次

涅槃：仁術的進化

吞噬：毒食的煎熬

悲愴：命運的狂瀾

迷案：
歷史的濃霧

鋼鐵慈父之死

約瑟夫・維薩里奧諾維奇・史達林
Иосиф Виссарионович Сталин
一八七八・十二・十八～一九五三・三・五

一代梟雄的神祕彌留

二十世紀五〇年代初，冷戰的第一個高潮在歐洲和亞洲都演繹著劍拔弩張和硝煙瀰漫，幸好在初春的蘇聯莫斯科西郊，萬物依舊吐著清新寧靜的氣息，陽光安逸祥和，並未因世界局勢和這個國家主人的脾氣而有絲毫改變。

斯韋特蘭娜（Светлана Иосифовна Аллилуева），一位二十七歲的女孩正過著波瀾不驚的生活，無聊、空虛、寂寞。二月二十八日是她的生日，父親原本約好了和她一起慶生，但他終究食言了。斯韋特蘭娜一點都不意外和失望，因為她的父親一向很忙，他是全蘇聯人民的「慈父」。

第二天，三月一日，父親沒有依約打電話給她。第三天，斯韋特蘭娜忽然接到晴天霹靂的通知：趕快到莫斯科郊外的孔策沃別墅，父親病危！

幾天後，蘇聯廣播電臺傳來悲哀的訃告：「列寧的戰友和列寧事業的天才繼承者，共產黨、蘇聯人民的領袖和導師——史達林同志逝世了。」頓時，東西方陣營一片譁然與震驚。

約瑟夫・維薩里奧諾維奇・史達林（Иосиф Виссарионович Сталин），蘇聯在位時間最長的最高領袖，對二十世紀的人類歷史產生了極其重要的影響，也是一位飽受爭議的人物。他以鐵腕手段排除異己，統治一個全新的國家，領導蘇聯戰勝納粹德國，同時把落後的沙皇俄國打造成僅次於美國的重工業國家。史達林本姓「朱加殊維利」，沙俄時代的格魯吉亞人。「史達林」是他從事革命工作時採用的化名，意為「鋼鐵之人」。在紅色崇拜中，他被譽為蘇聯人民的慈父、共產主義的靈魂。

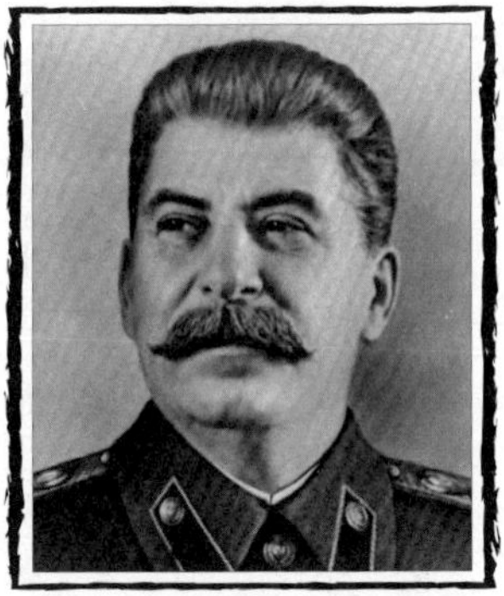

儘管史達林背負著暴君罵名，卻不妨礙當代俄羅斯人對他的景仰。九年前，俄羅斯國家電視臺舉行了一次「最偉大的俄羅斯人」評選活動，史達林在排行榜中高居第三，力壓普希金、彼得大帝和列寧。

斯韋特蘭娜是史達林唯一的女兒，她無法相信父親一向「健康」，不久前一起散步時甚至健步如飛，怎麼就溘然長逝了呢？

事情要回到一九五三年二月二十八日。當晚，在克里姆林宮的電影院，史達林與政治局的「四架馬車」：貝利亞（Лаврентий Павлович Берия）、馬林科夫（Гео́ргий Максимилиа́нович Маленко́в）、布爾加寧（Николай Александрович Булганин）和赫魯雪夫（Никита Сергеевич Хрущёв）共同觀看了一場電影，然後興致勃勃地邀請他們到孔策沃別墅飲酒，宴會持續到三月一日（星期天）凌晨四、五點。

除了美酒佳餚，據別墅衛隊副隊長回憶：「像往常一樣，客人來時，我們與史達林一起點了菜。那天夜裡點的是馬札里葡萄酒。他跟我說：『給我們每人兩杯酒吧……』一切如常，沒有什麼異樣。」

赫魯雪夫後來回憶：「史達林已有醉意，但心情非常好，沒什麼發生意外的跡象，宴會上沒有發生不愉快，我們也興高采烈地離開，用餐氣氛難得這麼好。」

雖然外界和歷史愛好者就史達林去世原因爭論不休，自然病故說和陰謀毒殺說各執一詞，似乎各有各的道理。從現存資料和公開檔案看，訊息可謂魚龍混雜，有的顯然夾雜著編者的好惡、偏見和固定思維，有的顯然為了博取讀者眼球或迎合西方的價值判斷而故意捏造歪曲，充滿了臆想成分，並捕風捉影、譁眾取寵，科學根據和理性分析嚴重不足。這些訊息毫無疑義地混淆了人們對歷史的認知，不過綜合多位當事人的回憶，史達林去世的過程脈絡算是相對清晰。

史達林凌晨進入房間休息後便再無動靜，任何人都不敢打擾他，更不敢隨意進入。按照習慣，史達林會在中午十一點到十二點左右起床。他的房間安裝了多部電話，如有需要，他會隨時傳喚侍衛或服務人員。

但是三月一日午後，史達林的房間依舊鴉雀無聲、房門緊閉。侍衛們先是備感意外，接著局促不安，卻是誰也不敢冒著被責備、被懷疑的風險，率先打破僵局。

時間在六神無主中一分一秒溜走。直到晚上十一點，侍衛們終於按捺不住，找了個藉口推門而入。眼前的情景讓所有人都驚呆了——

史達林倒在地板上，口中發出斷斷續續的微弱聲音，肢體似有抽搐，身旁是一塊摔壞的懷錶和一份《真理報》，懷錶指向六點三十分。領袖身下全尿溼了。很顯然，史達林在清晨就出了事（如果早上沒出事，中午他會出來用餐，絕不會拖到傍晚六點半還沒動靜），而此時距離發病已整整過了十五個半小時！

侍衛慌忙打電話給中央領導人請求指示，第一時間沒有也不敢請醫師，因為醫師的角色在當時非常敏感，多疑的史達林剛剛利用「克里姆林宮醫生事件」，誣指包括自己的私人醫師在內的一大批醫學泰斗謀反，整肅了一批無辜人士。

然而，高級領導們似乎都在踢球，盡是敷衍推諉。兜了幾圈之後，只有最具危機公關經驗的貝利亞明確表示：暫時封鎖消息。其他人都以他馬首是瞻。貝利亞是史達林的格魯吉亞老鄉，一度非常得寵，權勢極大，長期掌控內務部和祕密警察。政界圈則暗傳史達林近期想搞掉他！

三月二日凌晨三、四點，姍姍來遲的「四架馬車」終於魚貫進入別墅。馬林科夫「不敢發出任何聲響，把新皮鞋脫下來，穿著襪子走近史達林」。貝利亞煞有介事地訓斥服務人員：「慌什麼！沒看見史達林同志正在酣睡嗎？」赫魯雪夫沒進入房間，只在值班室聽了一下彙報，隨後乾脆驅車返家。

直到二日早上七點至九點間，馬林科夫、貝利亞和其他政治局委員才帶著醫師再次來到別墅。此時距離史達林發病已過了一天多，醫師趕忙開始診療。他們記錄：「病人背靠沙發，頭偏向左側，雙眼緊閉，面部明顯充血。小便失禁。呼吸紊亂，脈搏每分鐘七十八次，偶見停搏，心音含混。血壓 190/110mmHg。右臂肘關節有挫傷痕跡。患者處於昏迷狀態。無腦膜炎症狀。情況極其危急。」

參與救治的盧科姆斯基教授在日記中補充：「（史達林）右上肢和右下肢完全癱瘓。眼皮抬起時，眼球一會兒左轉，一會兒右轉。左側上下肢時有不安地抽動。」

史達林陷入昏迷，偶爾睜開眼想示意什麼，但無法說話。

很快地，史達林被診斷為「由於高血壓和動脈粥硬化引發左腦半球出血」。三月三日，醫師們彙報認為他「死亡無法避免」，馬林科夫指示盡可能延長生命跡象。五日晚上九時五十分，史達林去世。

事情經過令人匪夷所思。史達林的貼身侍衛機械又木訥，親密戰友們對救治的態度極其消極冷淡，貝利亞尤其詭異。據赫魯雪夫回憶：「史達林剛病倒，貝利亞就毫不掩飾地對他大發怨氣，又是謾罵，又是取笑。簡直叫人聽不下去！不過有趣的是，史達林剛恢復點知覺，貝利亞就撲過去跪在地上，抓住史達林的手不住親吻。」得知「慈父」確實撒手人寰後，貝利亞無意中「透出無法掩飾的興奮」。

斯韋特蘭娜後來說：「父親死得很困難、很可怕……嚴重缺氧。臉色變黑，臉也變形了，臉部輪廓逐漸變得難以辨認，嘴唇發黑，最後的一、兩個小時，他簡直就窒息了。垂死掙扎十分嚇人。大家眼睜睜看著他窒息而死。」

一代梟雄的離奇離世，是否存在疑點呢？

一廂情願的中毒謠言

對史達林之死，不少人認為並非正常死亡——包括史達林的兒子瓦西里（Василий Иосифович Сталин），而且認為是貝利亞下的毒手，理由是史達林生前已有意整肅貝利亞。據說，瓦西里得知父親暴亡後曾歇斯底里地狂叫：「他們害死了我父親！」

根據醫療檔案的紀錄和史達林女兒的回憶，從症狀上看，史達林出現意識障礙、小便失禁、言語功能喪失（按：人的大腦左半球掌控語言表達能力，後來的病理解剖證實史達林的大腦左側有嚴重病變），「右上肢和右下肢完全癱瘓。」（按：典型的偏癱）「在最後那一刻，他突然睜開眼睛，環顧了一下站在周圍的人。他向上舉起左手，彷彿指著上面某處。」死前能抬高左手說明左上肢活動能力尚可（按：左側肌力由右側大腦神經控制，右側肌力由左側大腦控制，史達林右腦未見病灶）。這些都足以支持腦中風的診斷。

腦中風是指腦血管突然發生急性病變，主要包括兩種：一是出血性，如腦出血、蛛網膜下腔出血；另一是缺血性，如腦血栓形成、腦梗死、血栓脫落造成梗塞。這兩種情況的治療手段並不相同，甚至存在相反的用藥方向。目前主要透過腦部電腦斷層掃描（俗稱ＣＴ）或腦部核磁共振才能鑑別，光憑臨床症狀很難定奪。遺憾的是，在史達林的時代，根本就沒有這類影像技術能進行鑑別診斷。

史達林的醫師們根據病情，診斷他得了最嚴重的腦出血。可是關於史達林被毒死的傳聞，在史學界仍然很有市場。

參與救治的醫師記載：「五日凌晨，史達林突然吐血，導致脈搏衰弱，血壓下降。這種現象讓我們有些犯難，如何對此做出解釋呢？所有會診醫師簇擁在病人身旁，然後回到隔壁房間不安地胡猜亂想……」「上午九點以後，病人開始吐血……並導致嚴重虛脫，費了好大勁才使病人恢復。十一時三十分……再度虛脫，伴有大汗，動脈脈搏消失。艱難地使病人克服了虛脫……」

病理解剖則記載：「胃內容納物為黑色液體（按：即含有血性物質），數量為兩百毫升。胃黏膜上可見大量小暗紅點，可輕易用刀剝落……」有人據此認定史達林死於毒殺。

這些吐血、出血的表現，是否意味著中毒？非也！臨床發現，病患（尤其是老年病患）在身體遭遇突發重病的打擊時，由於人體交感神經的調節失控，胃腸道很容易出現過度的胃酸分泌和黏膜保護功能減弱，出血很常見，也就是所謂的「應激性消化潰瘍」。這種現代醫療常常觀察到的情形，和「中毒」毫無關係。

「病人躁動不安，他試圖坐起來。青紫未消失。大量發汗。」「肝臟腫大。」這些紀錄也無法說明中毒，倒是很像心力衰竭導致的缺氧紫紺、肝臟淤血（按：由於心臟幫浦無力，大量血液積累在肺部和肝臟，因此肝腫大不一定代表中毒）。為什麼史達林在腦中風後又出現了心臟衰竭？原因很可能是合併「腦心症候群」，當時史達林已七十四歲，又長期抽菸、愛好喝酒，其心臟冠脈和腦動脈狀況應該同樣糟糕，有著相同的病變基礎，即粥樣硬化正不可逆地侵蝕他的健康，中風爆發的同時也會誘發心血管閉塞，導致急性心肌梗塞，繼而在幾天後發展成心臟衰竭，臨床上很常見，特別是那些有不良嗜好的老年人。

至於史達林的抽血報告：「嗜中性白細胞八五％。桿狀核中性白細胞一八％。特別說明：嗜中性白細胞中有毒性顆粒。實驗員維諾格拉多娃。」顯然是一份現在看來再普通不過的血液常規化驗。確實，嗜中性白細胞和桿狀核中性白細胞高於正常這點有些詭異，且「毒性顆粒」幾個字相當引人注目，莫非這就是中毒證據？

又錯了。此「毒性」是拉丁語翻譯過來的醫學專用術語，用來泛指顯微鏡下粒細胞的顆粒形態與多寡，和生活中所謂的「毒物」（poison）完全是兩回事！嗜中性白細胞、桿狀核中性白細胞升高時，可初步診斷的病症包括急性或化膿性感染、尿毒症、酸中毒、急性出血溶血（如中了蛇毒）等，範圍很廣，有些病患在嚴重的應激狀態*下也會升高，光憑細胞升高就斷定中了生物性毒物，

* 指生物體在受到刺激之後，馬上做出反應，以便適應這個刺激變化的環境。這時候的狀態，叫「應激狀態」。

未免過於武斷。再說，史達林到了生命末期，肝腎功能趨於衰竭，很容易出現代謝性酸中毒，再加上臥床不起誘發墜積性肺炎，統統會導致那些細胞比例升高。

只有在血液或其他體液中分離出具體的毒物或化學成分，臨床醫學和鑑證醫學才能斷定是否中毒、中了什麼毒。一份簡單的血液常規檢驗報告無法做到一錘定音，最多提供少量佐證。

由此看來，一廂情願把史達林的死因歸咎於中毒，終究缺乏嚴謹的醫學證據。

從發病到辭世，史達林度過了五天多的時間，以偏癱失語、意識障礙為主，最後因呼吸、循環衰竭而停止心跳（按：一方面可能是腦心症候群，一方面可能是腦中風後，受損腦組織水腫膨脹，壓縮腦幹，迫使控制循環呼吸的腦幹中樞喪失功能）。而腦出血後的腦水腫高峰期，正是發病後三到五天，史達林去世完全符合腦出血的自然病程規律。

史達林的遺體曾被解剖，所有臟器包括腦部都經過仔細檢查，好用防腐術永久保存遺體。而病理工作者發現腦出血是完全可能的。

蘇聯官方的報告顯示，史達林患有嚴重的腦部和心臟動脈硬化，脂肪肝合併肝硬化，大腦的左半部出現淤血。除此之外，他的左心室肥大（按：可能合併長期高血壓），腸黏膜大面積出血。腦動脈硬化破裂出血可能是死亡的重要原因。由此得到的結論是：偉大領袖因為腦出血去世。

表面上充滿活力的史達林，其實身體正隱藏著巨大的、定時炸彈般的健康隱患。

鋼鐵巨人，積重難返

三月初的莫斯科乍暖還寒，史達林發病的清晨六點半正是一天當中氣溫較低的時刻，又是血壓由夜間的低谷狀態開始回升的時候。老人家於此段時間發生腦血管意外，非常多見。

難以控制的高血壓的確可以導致腦中風，尤其是腦出血的發作，不過那時的人們還未認識到高血壓所帶來的惡性結果。

史達林雖有高血壓病，但去世前的血壓並不糟糕。俄國檔案發現，史達林在溫泉療養時常做體檢。「一九五〇年九月四日。洗浴前脈搏每分鐘七十四次，血壓 140/80mmHg。洗浴後脈搏每分鐘六十八次，搏動均勻，血壓 138/75mmHg。」「一九五二年一月九日。脈搏每分鐘七十次，正常有力。血壓 140/80mmHg。」當時他身患嚴重流感，高燒未退。但如此說來，七十多歲、血壓控制良好的史達林死於中風，又該如何解釋？

歸根結柢，血壓並非中風的唯一因素。糖尿病或長期抽菸者的腦血管內壁會出現不可逆的損傷，引起血小板聚集，是腦血栓形成的重要原因。在此基礎上，酗酒、高血脂、情緒激動、天氣轉冷等因素更易誘發病情惡化，繼而爆發腦出血。

史達林是土生土長的高加索人，酒量很大，吃飯時喜歡喝自釀的葡萄酒，這也是他一生的愛好。他的別墅裡存有各種葡萄酒和伏特加，也常用飛機把美酒從高加索空運到莫斯科。在私人場合，史達林常常自行把各種紅白酒按照一定比例兌在一起喝。他也喜歡喝香檳，宴席經常持續到凌晨三、四點，而且往往就是在只有少數人參加的酒席上做出一些重大決策。出事之前，他剛和領導層「四架馬車」暢飲，血液裡積累了不少酒精，對腦血管、心血管都有不良的刺激作用！

史達林的菸癮也非常大，抽菸史達半個世紀以上，有人說，他的菸斗是其政治生涯中唯一不被猜疑的伴侶。他往往口含菸斗在房裡踱來踱去，旁若無人地一邊說話一邊吞雲吐霧，這時的他思想高度集中，顯示出領袖風範。史達林的上衣口袋經常裝著菸斗和火柴，他喜歡掰開香菸，從中取出菸絲，再裝入菸斗裡抽。

除了菸酒，據他的祕書所言，史達林的生活方式很不健康，「老是坐著」、「從來不運動」、作息無規律，飲食無節制。從三〇年代到四〇年代，「他經常出現嚴重的心律失常、血管痙攣」和頭痛。一九四九年底甚至出現短暫的語言障礙，以至拖延了與中國代表團的談判。這些都是腦中風的前兆，但「鋼鐵巨人」史達林毫不在意，依然頑固地拒絕詳細體檢，愈到晚年甚至愈猜疑醫師。

據參與救治的醫師披露，史達林的別墅「竟然沒有存放必須藥品的急救藥箱，甚至沒有備用的硝酸甘油片」。這樣看來，史達林的確對自己的健康非常不重視，或許這是「鋼鐵巨人」異乎尋常的自負？

在醫學發達的今天，若遇到腦出血病患，爭分奪秒仍是責無旁貸的，醫師必須透過靜脈點滴藥物進行顱腦脫水，解除壓迫，同時予以心電監護，時刻關注病患的心跳、血壓、血氧飽和度，必要時會對氧氣不足的病患實施呼吸機輔助通氣。也有醫師對病患實施開顱手術，直接清除血塊，減少顱內壓力。

這一切在史達林時代都是空白。腦出血本身已是足以致命的殺手。偏偏那些人還用消極的方式主導醫師的醫療行為，唯恐史達林不死。一拖再拖之下，的確加速了史達林的死亡。

莫非，史達林死了，符合他們的整體利益？

長久以來，一直有人堅信史達林死於他殺，這些訊息的來源往往是似是而非的回憶文章和小道消息，比如說史達林臥室中一瓶礦泉水神祕失蹤了，裡面可能藏著毒物證據。那麼，撇開醫學因素，史達林真的有可能被謀殺嗎？

不是謀殺的「謀殺」

在政治鬥爭你死我活而波譎雲詭的二〇、三〇年代，史達林的統治根基、聲望和權威遠不如一九五三年，三〇年代的蘇聯局勢更微妙、更動盪，不管是公開還是隱蔽，史達林的敵人都很多，包括黨內的政敵和國內外的反對勢力，想暗殺他的人肯定不在少數，如果有能力或有可能成功，恐怕早就做到了，根本不用拖到他的聲勢如日中天時。

二十年前的一九三三年，史達林在野外度假時就曾遭刺客槍擊，有人立刻奮不顧身地撲過去，用自己的身體擋住了殘酷的子彈。侍衛們隨即用槍把刺客打成馬蜂窩。而那位勇敢擋子彈的人，正是貝利亞！

三十年河東，三十年河西。儘管貝利亞這些年竭盡全力為蘇聯、為最高領袖嘔心瀝血，甚至不惜背黑鍋，血腥鎮壓領袖潛在的敵人和異議分子，但一九五三年時，史達林不可避免地厭倦了他。有人曾撰寫回憶錄稱，出事前那個晚上，史達林在赫魯雪夫等人離開後單獨召見貝利亞，當時貝利亞帶了一位陌生女子同來，讓女祕書扮成女醫師。史達林昏倒後，她在藥物中混入毒劑，弄死了史達林。這類故事雖然跌宕起伏，但真實性極低。既然貝利亞已經失寵，已經被史達林有計畫地收拾中，多疑的史達林還會單獨約他談話，並讓一位陌生女子留在自己的別墅？史達林去世之前捏造的「醫生事件」把一批無辜人士打成謀害分子，正是疑心發展到頂點的證明，這時的他對絕大多數人都深懷戒心，防範意識極強，身邊衛士全經過精挑細選，他喜歡的每一塊零食、每一杯酒，都由專人先行品嘗，就算是像貝利亞這種熟悉間諜手段之輩，恐怕也無從下手。即使史達林身患重病，想在醫師的處方藥中做手腳談何容易？況且，這些見多識廣的人難道預測不到，得了這樣九死一生的病，還有必要暗殺嗎？

退一萬步說，如果有人想投毒，按照正常邏輯應該會投劇毒，讓受害者在極短時間內死亡，這幾乎是歷史上毒物暗殺的規律。所謂的慢性中毒殺人，局外人說得容易，可是操作性卻很差，而且由於時間延長，可能發生的變數更多。時間長度本身無法控制，在科技還不算發達的一九五三年，恐怕沒有人敢隨便嘗試。受害者如果有時間延請醫師診療，甚至經過治療後得以恢復，必然會追尋凶手。夜長夢多，有可能會讓醫師和其他身邊人發現更多行凶證據，對凶手非常不利。所以說，要嘛不下手，要嘛就下狠手，凶手一定會使用劇毒讓受害者迅速死亡。

從史達林的死亡過程看，三月一日清晨出事，三月五日夜間死亡，過了五天半才斷氣，不像是身中劇毒的急性死亡，畢竟劇毒會加速損害心肝腎，在當時落後的醫療條件下，根本拖不了這麼久。況且醫師在整個診治過程中，沒有實施太多有效的救治手段，無非吸氧、注射普通藥品（腎上腺素、葡萄糖酸鈣等）而已，發病過程又很突然，之前史達林的身體一直看似健康，根本沒有每況愈下的病懨懨。

史達林的死亡過程幾乎每一步都符合腦中風的發病規律，說不定世界上有某種毒素可以模擬得非常相似？驗屍報告懷疑的中毒跡象都是一些間接數據和表象，根本沒有直接發現毒物——比如光緒皇帝的屍骨上直接檢測出來的超量砒霜。

再者，凶手如果投毒，肯定是二月二十八日到三月一日之間，但凶手有可能是誰呢？按照那天晚上出席宴會的名單及史達林核心圈的人物地位排名，以下「同志」進入嫌疑人名單：馬林科夫，時任部長會議副主席（部長會議主席相當於總理，為政府首腦，時由史達林兼任），史達林的內定繼承人，在其死後短暫執政，繼任總理和中央書記處第一書記；貝利亞，內務部部長，長期掌控祕密警察機關和核武器製造，史達林死後擔任副總理，是僅次於馬林科夫的第二號人物；布爾加寧，部長會議副主席兼武裝力量部部長；赫魯雪夫，莫斯科黨委書記，名望不是最高但工於心計。

有沒有可能是幾個核心決策層的人聯合謀殺呢？答案是否定的。這些人的利益並不完全一致，而且互相牽制，任何一個人都不敢把自己的非分之想告訴別人。

坊間傳聞，貝利亞的嫌疑最大，因為史達林晚年對這位老鄉很不滿意，已動手翦除他的羽翼。

貝利亞擔心自己有可能像他的前任那樣——「飛鳥盡，良弓藏，狡兔死，走狗烹」，畢竟他知道的祕密太多，史達林不會永遠對他放心。這個說法看似成立。但貝利亞不可能單獨行動，也不會信任其他幾位領導人，更無法借助史達林的侍衛，因為所有人都警惕他，都在找他毛病，都有落井下石、整他的意向。史達林死後不久，貝利亞即被同志剷除，雖然判下來的罪名羅列如山，唯獨沒有謀殺最高領導人這一項。

赫魯雪夫會不會是凶手？雖然他對史達林很不滿，但矛盾沒有激化，且領袖這個時候死，他排名不高，不會是最大收益者，不值得冒險，再說他只是莫斯科市委書記，不算最能接近史達林的人，下手難度極大。

馬林科夫的嫌疑不大，因為史達林有恩於他，正在著力培養他接班，且其時他羽翼未豐，還需繼續借助「慈父」的威望為自己夯實基礎。

至於布爾加寧，此人野心不大，與史達林無糾葛恩怨，嫌疑更小。

然而，在史達林刻意製造的恐怖高壓下，所有人都活得噤若寒蟬，包括他的戰友。這讓史達林最需要救治的時候，當事者全部變得遲鈍麻木、無動於衷。

綜上所述，最符合歷史真相的情形是貝利亞、赫魯雪夫等人並沒有直接謀害史達林的計畫，但三月一日夜間，當他們發現史達林突發腦中風時，依據常識判斷，意識到史達林已在劫難逃，集體放棄了一切積極措施，故意延緩救治時間，目的只有一個，讓可怕的領袖盡快墜入深淵、一睡不醒。他們深知這種疾病的危險，即使神醫也回天乏術，更深知史達林的冷酷個性和一貫讓人不寒而慄的作風，與其殘存渺茫的生還機會，還不如讓他的靈魂早早離去，與其戰戰兢兢活在偉大的「慈父」陰影下，與其看著蘇聯的政治生態圈日漸變得像一座巨大的集中營，還不如選擇新陳代謝！於是，這些人在祕密商議後，決定了用消極的辦法搪塞，用時間和自然規律結束史達林的生命。

這何嘗不是變相的謀殺？這難道不是史達林這位縱橫捭闔的巨人做夢都沒想到的悲劇收場嗎？

將軍，倒在勝利之後

小喬治．史密斯．巴頓
George Smith Patton, Jr.
一八八五．十一．十一～一九四五．十二．二十一

垂死的英雄

一九四五年十二月二十一日下午，德國海德堡，美國陸軍第一三〇駐地醫院第一一〇號房間，一位老人痛苦地睡在病床上，他時而清醒，時而昏睡，保衛過無數下屬，保衛過「民主世界」的秩序，保衛過美國尊嚴的他，此刻卻無法保衛自己，他的生命正一點一滴倒數著。

小喬治．史密斯．巴頓（George Smith Patton Jr.），美國四星上將，二戰期間讓軸心國軍隊聞風喪膽的著名裝甲兵指揮家。大半年前，他以勝利者之姿踏進德國，卻不曾料到餘生再也沒能回到美國本土。

巴頓將軍沒懼怕過任何人，如今卻只能躺在病床上，上半身被包裹在石膏中。一一〇房是一間簡樸的病房，讓巴頓一個人住已是最大的恩惠。沒有裝飾品、壁畫，也沒有精美的家具，只有狹窄的床、白色的牆壁和一扇高高的窗戶。將軍出身富豪世家，結髮妻子更是上流社會的名媛，這樣的布局不知道他能否適應。

將軍的妻子碧翠絲（Beatrice Ayer Patton）從美國波士頓的家中帶來將軍最喜歡的長椅，擱在病床前，盼望著有一天將軍能重新享受椅子的樂趣。她坐在那裡，每隔幾分鐘就抬起頭，看看丈夫醒來與否。

巴頓向來喜歡有品味的物品，比如他的象牙左輪手槍，牛仔風格，早已沒有實用價值，卻與他須臾不離，彷彿是他的影子和招牌。第二次世界大戰期間，他的戰場總部曾設在豪宅、宮殿、城堡，甚至五星級酒店，但現在唯一讓人感覺得到奢侈的，是做為一位四星上將，他不必與另一個病人分享房間。

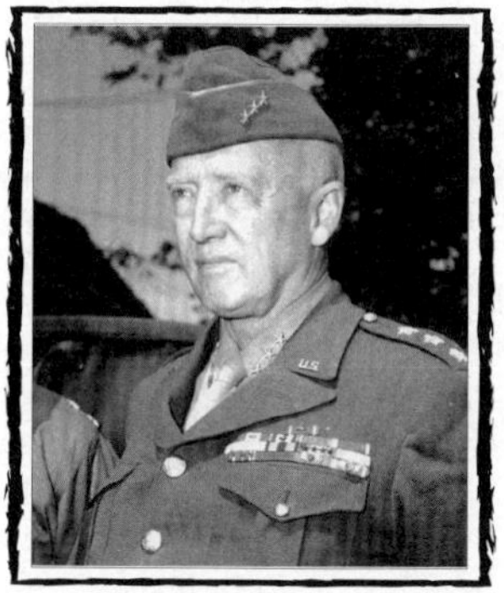

「老血膽」是部下對他的稱呼，這位六十歲的老人本身就是個傳奇，既讓人尊敬，又讓人害怕。他有很多敵人，因此白盔武裝警衛直接在病房門外站崗。在通往醫院大廳的長走廊與這棟建築的每個入口和出口處，都有忠實的部下守衛著他。警衛的森嚴讓好事記者望而卻步，只能揣測建築物裡面發生的事。有媒體報導說，巴頓已能坐在床上，甩掉了他的傷勢，康復速度讓人聯想到他在戰爭中指揮裝甲部隊的快速行動；又有記者向世界透露，醫師允許巴頓每天晚上用餐時啜飲一點點威士忌。

第二次世界大戰期間，他在莫斯科、柏林、倫敦，甚至華盛頓特區，都「製造」了許多高級敵人。巴頓素以「口沒遮攔」著稱，雖然出身富裕卻毫無紳士風度，舉手投足就像是個大頭兵，脾氣暴躁，信口開河，缺乏政治考量，說起話來更是髒話滿天飛，戰爭時期顯得有幾分英豪之氣，讓士兵聽了覺得幽默又勇氣倍增，不過在高層同僚之間就未必能讓人人愉快了。遺憾的是，戰爭已經結束，巴頓的大炮嘴卻威力不減。他公開地高度稱讚以前的德國敵人，說德國素質很高，同時極力批評蘇聯，說蘇聯應該做為敵人而不是美國盟友。其實，美國政治家們私底下大多也這樣認為，但在一九四五年以如此高姿態說出這些話，那就是愚蠢！他甚至說德國有納粹黨，就像美國有民主黨和共和黨一樣！有些人認為巴頓是世界和平的障礙，而此刻的他無疑是個無比脆弱的人。

一年前，巴頓正處於職業生涯最輝煌的戰鬥之中，他駕馭著心愛的第三軍團在歐洲腹地馳騁，拯救了美軍在比利時巴斯托涅（Bastogne）十字路口的危急癱瘓，此役將他提升到世界名將的地位。長期以來，德國軍方也一直將巴頓視為同盟國最偉大的將軍之一。

現在，巴頓睡得很沉，脈搏低，發著高燒，這是長期臥床後合併肺部感染的症狀。前段時間的樂觀進展已經煙消雲散，取而代之的是每況愈下。肺部的血塊使他的臉變藍發紺，隨時可能為他的呼吸帶來更多麻煩。

從鼻梁到頭皮頂部，Y形縫線和瘀傷依舊赫赫在目。他的臉因消瘦而憔悴，顴骨上露出了一些洞，那是醫師為了保持他頭部的牽引力，在他的臉上插入鋼鈎而鑽的洞，是不得已而為之的方法。一般人無法忍受的痛苦，換來的卻是將軍的笑容和一貫的幽默。他對護士們說，發現自己好「可愛」。他曾表示飛回美國波士頓的貝弗利綜合醫院繼續康復治療的時間已經指日可待，自己將在那裡和親人一起過聖誕節。

曾有一段時間，巴頓的病情有所好轉，至少外科方面是穩定的。醫師雖然覺得他恢復至戰馬上雄姿的機會極其渺茫，但生命應該保得住。然而，十二月十九號，將軍的病情突然惡化——氣促不止、渾身發紺，甚至咯血！

群醫束手無策，巴頓無奈地躺著，一切的光榮和詛咒已經和他漸行漸遠。他的臉部發青，間或出現呼吸困難，儘管鼻子上吸著源源不斷的氧氣，但正如嚴重內臟破裂的大出血一樣，持續輸入新鮮血液也於事無補。在那個年代，醫學尚有無數無法攻克的難題，哪怕你是世界強國三大巨頭，罹患了某些疾病，也只有聽天由命的分。

這位美國四星上將曾創造許多次戰場奇蹟，可惜在病床上，奇蹟不再。

碧翠絲全天候和他在一起，看著他，當他呼吸困難時就呼喚醫師。巴頓從西點軍校畢業一年後就與她結婚。在三十五年的婚姻中，碧翠絲勇敢地為所愛的人含辛茹苦，從未動搖愛情和支持的力量。

十二月二十一日傍晚，巴頓突然醒來，深藍色的眼珠左右來回移動，尋找妻子的身影。

「你沒事吧，喬治？」碧翠絲問。她的丈夫，一個無畏的男人，一個前奧運會五項全能運動員，一個曾在墨西哥沙漠平原上追捕臭名昭著罪犯的騎兵，一個認為「軍人最好的歸宿就是在最後一戰中被最後一顆子彈殺死」的將軍，注視著她。她斜著身體拍拍丈夫的手。

「太黑了。」巴頓說，「那麼晚了……」他閉上眼睛，重新跌入昏睡。

碧翠絲暫時離開了醫院，希望在返回床邊前抓住一頓快餐的空隙，但她不知道丈夫剛剛說出的話，竟然就是他的最後一句話。

下午六點多一通急切的電話通知，碧翠絲立即返回一一〇病房，但太遲了……

將近六點時，那顆傳奇而頑強的心臟終於停止了跳動。一個永遠不可能複製的經典形象就此消失，隨之一起消失的，還有將軍充滿爭議的性格和那張大炮嘴。

將軍夫人不同意進行遺體解剖，她對具體死因毫無興趣，只想讓愛人盡快安息。按照將軍的遺願，他覆蓋著美國國旗的棺木沒有運回故鄉，而是葬於盧森堡的美軍第三軍團烈士墓園，永遠和那些出生入死、指點江山的同袍在一起。

飛來橫禍

「老血膽」巴頓幾乎是二戰中最著名的美國陸軍戰場指揮官，聲名如雷貫耳，停戰日卻也是將軍從巔峰跌入低谷之時。許多名將都有類似的遭遇，說白了，他們只是政治家手中的工具和籌碼而已。楚漢戰爭結束後，韓信就被劉邦、呂雉夫婦打了主意，在算計中直至活活打死。蘇德戰爭結束後，炙手可熱的蘇軍第一猛將朱可夫（Georgy Konstantinovich Zhukov），一度是史達林最倚重的人、蘇軍第二統帥，居然在一年後受到最高領袖的斥責，很快就被貶去當小小的敖德薩軍區司令員！

而巴頓的頂頭上司——聯軍總司令艾森豪將軍，心機同樣深不可測，又是個搞政治的奇才，後來甚至登上總統寶座，能將所有軍事家玩弄於股掌之中。他把巴頓從英勇善戰的第三軍團位置上調到第十五軍團。

這個新建軍團其實沒有多少戰鬥人員，或說只不過是個空架子——沒有坦克、機槍、大炮，沒有久經沙場的戰士們，只有一群文職人員，任務也不是衛戍或戰鬥，僅僅是蒐集資料，編寫美軍戰史。巴頓等於變相地被解除了兵權，下放懲罰，理由是他擔任德國巴伐利亞軍政長官時，起用了一批前納粹政權的德國官員，而且對他們的工作效率稱讚有加。

整整幾個月，鬱鬱不得志的巴頓生活在空虛、無聊和憤懣中，他渴望重拾熟悉的指揮棒，現實情況卻是無仗可打；他渴望重新見到那些熟悉的下屬，現實卻是無情的隔絕。

十二月九日，天降小雪。心情鬱悶的巴頓決定和他的參謀長蓋伊（Hobart R. Gay）少將一起打獵散散心，他們打算獵幾隻野雞消遣一下。巴頓的座駕是一輛一九三八年款的凱迪拉克轎車，司機則是十九歲的勤務兵伍德林（Horace L. Woodring）。

曼海姆公路上，凱迪拉克和另一輛隨行吉普車不急不慢地前進著。此時，巴頓不知道一張恐怖的大網正朝他覆蓋過來。當事情發生以後，人們對此猜測紛紛，有人認為這是命運之網，也有人認為這是陰謀之網。

望著窗外一路上的殘垣斷壁，鐵血巴頓竟然油然生起一股惻隱之心，儘管戰場上他罵了德國人無數遍，用盡了所有的噁心髒話：狗娘養的、他媽的……不一而足，但此刻看著輝煌的現代文明淪為廢墟，看著沿路那些可憐巴巴的婦孺，「老血膽」情不自禁地嘆氣：「真是造孽啊！真是一場可怕的戰爭！」

汽車開始加速，周圍的原野唯餘莽莽，銀裝素裹漸漸映入眼簾，巴頓想起心愛的獵犬在另一輛吉普車上，擔心牠受凍，趕緊呼叫隨員停車，親自把愛犬抱到自己乘坐的凱迪拉克裡，就像抱著孫子似的。此時的車內座位安排如下：伍德林在左前方的駕駛座，蓋伊在其身後，巴頓和愛犬坐在蓋伊右側。汽車後座沒有現代化的安全帶——那是一九五八年之後才發展的產品！

輪胎捲動著泥雪，汽車一路顛簸，巴頓努力和蓋伊談笑，一邊輕撫著愛犬，試圖稀釋心中的塊壘。大約上午十一點四十五分，在前方的交叉路口處，火車沿著鐵軌駛過，帶頭那輛吉普車已先於火車加速通過，凱迪拉克只好在原地稍等。

火車完全離開伍德林的視線時，勤務兵習慣性地踩下油門，驅車向前，卻忽然發現火車的煙幕背後有一輛軍用卡車迎面快速駛來！那是一輛兩噸半的綠皮卡車。卡車司機顯然沒有及時發現有輛凱迪拉克，一股腦兒地前奔。等兩位司機都看清對方的車輛時，已經太晚了，儘管憑藉著嫻熟的駕駛技巧拚命把方向盤急速打向左側，避免了致命的迎面相碰，兩車的側身還是撞在一起！

一聲巨響之後，伍德林和蓋伊都嚇得大驚失色。萬幸的是，他們只被重重震盪了一下，沒有流血受傷，就連那條獵犬似乎也不知道發生了什麼事。然而，他們聽到了老將軍痛苦的呻吟，蓋伊這才發現，巴頓被慣性從原座位拋向前方，頭面部直接撞在汽車玻璃隔板上，顏面血流如注。「啊！我脖子動不了了，好像手腳也動彈不得……」巴頓又說脖子很痛，還嚷嚷：「我喘不過氣來，幫我活動活動手指頭。」蓋伊做了，巴頓卻繼續要求「活動活動我的手指頭」。原來，他的肢體麻痺了。

蓋伊小心翼翼扶著上將，用衣服包住上將的傷口，他清楚看到上將的鼻梁到額頭有一條很深的傷痕，幾乎掀開了頭皮，血如泉湧，慘不忍睹。但流血並不可怕，可怕的是交通意外導致的神經損傷！

伍德林跳下車，憤怒地和卡車司機爭辯。卡車司機名叫湯普森，他並不知道凱迪拉克載著鼎鼎大名的戰爭英雄，仍舊嘻皮笑臉。伍德林跟隨巴頓多年，對老長官忠心耿耿，他回憶道，當時他只想把湯普森揪出來狠狠揍一頓。

透過電話聯繫，蓋伊和伍德林叫來當地的軍用救護車，把身負重傷的巴頓緊急送到美軍駐海德堡第一三〇醫院，時間是中午十二點四十五分，距離事故發生整整一小時。

巴頓和衣躺在醫院裡，那時的他還算清醒，微微顫抖著，四肢不能動，脖子以下沒有知覺，似乎知道自己前景不妙。

醫護人員馬上到位，他們根據臨床表現和X光片很快做出診斷：脊椎骨脫位，第三、四頸椎破裂，脊髓嚴重受損。頸段脊髓神經受傷，表現為四肢和軀幹不同程度癱瘓、大小便障礙。病患常常因為呼吸肌癱瘓出現呼吸費力、氣促、胸悶等表現，甚至有高位截癱的危險。病患臥病在床，無法活動，在所難免。

多位神經病學醫師參與救治，他們為巴頓擬定了合理的醫療方案，要他臥床休息，頸椎持續牽引，舒緩病情。

巴頓在醫院搶救期間，報紙和電臺長篇累牘地報導將軍的病狀，祝福的電報、信件和卡片從四面八方像雪片一樣飛來，表達人們對將軍的關心與愛戴。大家都希望他早日康復。老兵們紛紛「最誠摯地祝願美國最偉大的戰鬥英雄早日康復」。這時，沒有人惦記巴頓那些頗受爭議的行徑——掌摑他認為怯懦的士兵（按：按照現在的醫學觀點，該士兵顯然得了創傷後的心理失調）、滿嘴髒話、肆意指責美國的盟友、為納粹前官員開脫。

出事三天後，巴頓夫人碧翠絲協同美國著名神經科專家從美國飛抵德國海德堡。

令人鼓舞的是，經過醫師們的精心救治，巴頓的傷勢大幅好轉。很快地，他的一條胳膊開始有力，一條腿也有了微弱的知覺。住院一週後，醫師們認為巴頓已經脫離危險，至少性命無憂了，大家變得輕鬆起來。巴頓曾問醫師：「我還能騎馬嗎？」看來他也不乏樂觀的期待。醫師的答案卻是無奈地搖頭——能保住命、日後能勉強生活自理就不錯啦，還想重返馬背？

眾所周知，巴頓的軍事生涯充滿了奇蹟，他甚至在飛機上躲過了英軍炮火的誤擊。

十二月十七日，因為骨折脫位已明顯改善，用來固定頸椎的石膏衣領取代了疼痛的顱骨鈎。就像巴頓一年前創造的戰場奇蹟——當時老天爺吹散了暴風雪，也幫了巴頓一個大忙，讓盟軍飛機得以狂轟德軍裝甲部隊。此時，另一個奇蹟似乎也將發生在巴頓身上，豈料，不幸突然降臨。

急轉直下

十二月十九日，巴頓的病情忽然惡化，出現呼吸困難，臉部紫紺，缺氧了！種種跡象表明他得了「肺栓塞」。第二天，X光片證實他的右肺上部出現肺梗死，這是一場巴頓難以獲勝的戰役。肺動脈的血液被栓子堵住了，來自人體各處的血液急需由此進入肺部，完成氧氣吸收並排出二氧化碳，這樣得到的新鮮血液輸送回心臟後，才可以經由主動脈再次擴散到全身，滋養各處組織和器官。此刻，這條通路被嚴重堵塞，當時對此並無完善的治療方案，死亡率高達三〇％！

碧翠絲一直擔心的事情終於發生了。巴頓有過血栓病史，一九三七年他們夫婦去騎馬，他被馬踢斷了一條腿，那次就出現下肢靜脈血栓，幸虧當時沒有繼發肺栓塞。但這次巴頓的運氣沒那麼好，病情急轉直下，肺炎和心臟衰竭又相繼出現，終於不治。官方公布的死因是「創傷性脊髓炎，第四頸段脊髓橫斷，肺栓塞，心力衰竭」。

讓我們看一看肺部、心臟和血液循環的關係。

下肢乃至全身各處的血液把氧氣輸送完畢，帶走代謝產物（如二氧化碳）後，就成了靜脈血，顏色很深，它們回流到心臟後，再從心臟的右室經肺動脈噴射到肺內的血管系統，旨在進行氧氣和二氧化碳的交換，從而獲得氧充足的動脈血液。

但是，久病臥床者的下肢深靜脈由於血流緩慢，再加上年齡等其他因素，很有可能形成血栓。可怕的正是血流內脫落的血栓，這害群之馬會尾隨進入肺動脈，它們的直徑大於血管，於是就把血管死死堵住了！在缺乏血液供應下，這些血管支配的肺組織便會壞死，其面積可大可小，視乎受害血管的重要性和直徑大小而定。與此同時，人體也得不到必須的含氧血，加速了呼吸困難，誘導了心臟衰竭。畢竟，人的右心部分拚命收縮，試圖用力把堵塞的血栓衝開，久而久之力所不及，自然也就頹廢了。這就是危險的肺栓塞、肺梗死。其臨床表現可從無症狀到突然死亡，常見症狀為呼吸困難和胸痛，有人還會咯血。死亡的直接原因大多是呼吸－循環功能衰竭。

栓子的種類可謂千奇百怪，血凝塊、漏入的空氣、逃逸的寄生蟲、心瓣的贅生物，甚至產婦的羊水，都可能成為堵塞肺動脈的致命殺手。最常見的是源於下肢靜脈自身形成並脫落的血栓，下肢深靜脈血栓形成，幾乎成了肺栓塞的標誌。

巴頓有哪些高危肺栓塞的因素呢？

第一，他的血液黏稠度可能較高。做為一個老年人，體內的水分相對比較少；再加上當時處於隆冬時節，靜脈普遍收縮，進一步增加了血液黏稠度。

第二，他的血流減慢了。受傷後一直臥床，遠離心馳嚮往的沙場和好動的生活習慣。當一個人長期臥床時，下肢的運動量會急劇減少，血液自然流動得非常緩慢，創造了血栓形成的環境。

第三，以往得過靜脈血栓的人，再次復發的機會很高。巴頓有過血栓病史，多年前被馬踢斷腿而住院，那時就曾罹患下肢靜脈血栓。

不幸的事在十二月十九日發生了。黏著在血管壁那顆不小的下肢靜脈血栓，本已搖搖欲墜，由於肌肉收縮、血流突然加快，終被衝擊掉落，隨著靜脈血回流到心臟，再越過心臟瓣膜，闖進了肺動脈，最終在肺內某一條血管中死死卡住！也掐住了巴頓原本頑強的生命！

疑雲不散

直到今天，肺栓塞仍是很常見的疾病，但由於診斷手法更新和醫師們意識增強，這種疾病的診斷率愈來愈高。人們已毋須談虎色變，只要救治及時，醫師會用藥物幫助病患溶解血栓，並繼續給予口服抗凝血藥劑，防止復發。如果情況危急，有的醫師還會考慮為病患實施微創手術，直接把栓子從肺動脈裡取出來。

從巴頓受傷去世直到今天，七十多年過去了，人們對於他的真實死因依舊眾說紛紜。陰謀論一直甚囂塵上。這方面的證據似乎不少，但總是捕風捉影、似是而非。有人說，巴頓的座駕在事故後很快就不見了，很可能是陰謀製造者故意毀滅證據；也有人說，關於巴頓事故的調查，有某些重要文件散失了，好像是有人故意做手腳以瞞天過海。更有甚者直接寫書撰文聲稱，本人就是當年陰謀的策劃者、執行者等。

其實關於巴頓身亡的嫌疑，最大的問題源自於將軍一貫粗獷的大炮嘴。他仇視俄國人、仇視蘇聯政權，並在美國政客認為不適當的時間點大放厥詞，等於同時公開得罪美國和蘇聯政府。至於他著名的信口開河：德國有納粹黨，就如同美國有民主黨和共和黨一樣，更是惹惱了很多美國人。因此有人猜測，要嘛是俄國人，要嘛是美國高層（比如艾森豪）下狠手，幹掉了巴頓。

然而，從事情的經過來看，這次交通意外發生得非常自然，當時沒有安全帶，即使有，依巴頓的個性恐怕也不屑於被安全帶束縛著身軀。畢竟那時還沒有今天的大數據論證，說明每年有多少人因為繫了安全帶而從死神刀下逃過一劫。

再者，同車乘客裡只有巴頓一人身負重傷，其餘人幾乎毫髮無損，連那條獵犬都安然無恙，這樣的「陰謀」也安排得太高超了吧？

當然，用X光診斷肺栓塞在今天的醫師看來有點霧裡看花，如今的診斷多半使用CT電腦斷層掃描，比X光準確不知多少倍。然而在當時，巴頓享有的醫療服務已接近頂尖，而且即使診斷無誤，以二戰時的醫療水準，面對肺栓塞，醫師們仍然只能望洋興嘆。

巴頓真的有可能被暗殺嗎？會不會有人在他住院期間下毒？這方面的證據還不足。

關於他的反蘇言論，人皆共知，美國高層和蘇聯人有必要這樣做嗎？其實我覺得毫無必要。

第一，巴頓的言論只屬於個人，並不代表美國官方。美國的政客裡本來就有很多反蘇人士，只不過他們普遍不會在這個時候建議政府公開和蘇聯翻臉，而且美國的政策也不會被一名武將左右。這一點，蘇聯人再清楚不過。

第二，美國大多數政治家不希望直接和蘇聯開戰，爆發戰爭的危險是很多人刻意制止的，蘇聯方面的想法也一樣。既然美、蘇兵戎相見的可能性不大，那麼任憑一介糾糾武夫指指點點又有何妨？

第三，鑑於年逾花甲、接近退休的狀態，巴頓在二戰結束後的影響力已迅速下降，此外，他已被艾森豪解除軍權，並在政客心中留下很壞的印象，這樣的人幾乎是被宣判了政治死刑，剩下的日子只能寫寫回憶錄打發餘生，根本對政局毫無影響。

第四，巴頓只是第十五軍團的指揮官，該軍團沒有真正的戰鬥實力，只是一群文職軍人，巴頓能指揮的就這麼一小撮人而已，和光棍司令差不多，完全不可能引發武裝衝突。

「飛鳥盡，良弓藏，狡兔死，走狗烹」是中國傳統史書編者最喜歡說的話，用在巴頓身上也不過分。他的離去多少有點命運的巧合。戰爭高潮時，不管他犯下多大的失誤、得罪過什麼人，美軍高層都可容忍、原諒；但戰爭結束後，一切都會秋後算帳。儘管巴頓的遭遇讓後人同情，但正如媒體所說的：「雖然不能確信他被暗殺，但也不能肯定他不是被暗殺。」

巴頓之死，從醫學角度看並無可疑，但從政治角度看，依舊撲朔迷離。

元首的顫抖

阿道夫・希特勒
Adolf Hitler
一八八九・四・二十～一九四五・四・三十

拿不起手槍的黑手

一九四五年四月三十日，注定是歷史上一個不平凡的日子。

在四面合圍的柏林，巨大的地下碉堡內，躲避者依然能清晰聽到蘇聯人的隆隆炮聲。尼可拉斯・馮・貝洛（Nicolaus von Below），希特勒的副官，被叫到地堡的最核心區域當見證人。

今天晚上這裡將舉行一場神祕的婚禮。新郎是德國總理、德意志第三帝國元首希特勒（Adolf Hitler），新娘是他相識已久的情婦伊娃・布朗（Eva Anna Paula Braun）。

希特勒曾宣稱為了德國而暫時不結婚，甚至說他的婚姻伴侶只有德國，這當然是政治謊言或噱頭罷了。此時此刻，德國敗局已定，希特勒決定讓自己的人生更完美一些，這倒是印證了此人本質上仍是個凡夫俗子。

在那簡陋而俗不可耐的儀式完成之後，希特勒親吻了伊娃，接著拿出一支黃金ＰＰＫ手槍，囑咐副官貝洛：「我和妻子將在數分鐘後離開這個世界，你聽到槍聲後，立刻進來收拾我們的屍體，挖一個坑，徹底焚毀！千萬不能落到蘇聯人手裡，懂嗎？」

貝洛雖然早有預感元首的末日即將到來，卻沒料到他會用這樣殘酷的方式與世界告別，一時間懵住了。然而，軍人的嚴格素養立刻讓貝洛意識到，無條件地服從命令才是對元首、對第三帝國最崇高的敬意。他兩腿一打直，背脊一挺，舉起右手，行了一個爽脆的標準納粹禮，立即允諾：

「是！明白！希特勒萬歲！」

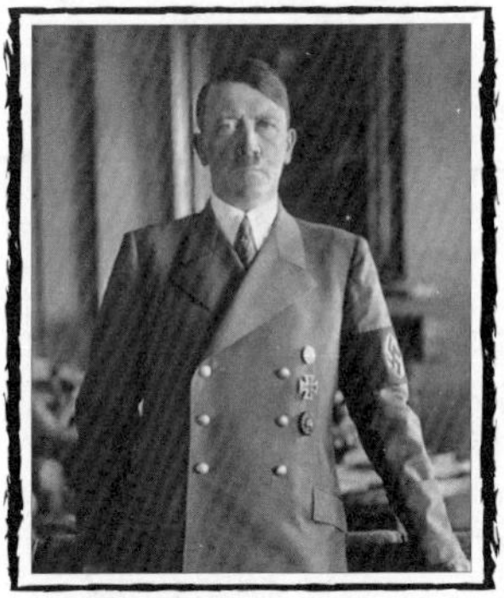

之後，貝洛靜靜關上門，讓他的元首和新婚妻子在裡面自生自滅。他心頭有一股莫名的感傷、無奈，甚至解脫感，百感交集，就等著聽那一聲關乎世界的槍響。

不過，等來等去，槍聲遲遲沒有出現。貝洛試著偷偷從門縫偷窺，想一探究竟。

只見希特勒右手舉起手槍，不知道是緊張過度還是別的原因，顫抖個不停，無法對準自己的太陽穴，一連幾次都失敗了，簡直瞎忙。希特勒滿頭大汗，愈緊張愈慌，最後連槍都握不住，居然把槍掉在地上。一旁的伊娃見丈夫如此不濟也呆住了。

貝洛連忙推門而入，他心領神會地找到兩顆含有氰化物劇毒成分的藥物，分給這對夫婦。

希特勒大喜過望，一口咬碎藥物，然後不知從哪裡來的堅韌勁頭，緊緊握著手槍，趁著手還沒開始顫抖，果斷地朝太陽穴叩響了扳機。

頓時，隨著一聲悶響，極度骯髒的鮮血噴到了貝洛的制服上，他親愛的元首身子一歪，倒在伊娃身上，不再哼聲，不再顫抖，從此讓歷史的喧囂安靜了許多。他的女人很快地用同樣的方式自我了斷。

貝洛帶領手下按照希特勒的遺言處理屍體，不過據說焚燒得並不徹底，而且他們很快就被蘇聯人逮捕。一經審訊，眾人只得和盤托出。蘇聯人隨後宣稱找到了希特勒的屍體殘骸。

可憐的副官貝洛並沒有為元首殉葬，而是活了下來，過了若干年被釋放後還寫了一本回憶錄，他的證詞成為世人對希特勒最後時刻的主流印象。

希特勒怕死嗎？在最後一刻怯懦了嗎？很難說。照道理講，他的心理素質不該如此，可事實上，他的死亡前奏實在不堪。會不會除了心理因素，他還有別的「難言之隱」？

不堪的顫抖

阿道夫．希特勒，納粹德國元首，他的魔掌搧起了第二次世界大戰的烈焰，他的屠刀讓無數無辜生命化為灰燼，他的野心讓整個歐洲乃至世界為之哭泣和顫抖。戰爭狂魔，家喻戶曉。

做為二十世紀的風雲人物，這位大獨裁者從竊取德國最高權力、玩弄陰謀、摩拳擦掌，到血洗歐陸，「黑手高懸霸主鞭」，再到躲在柏林的暗堡中兵敗自殺，前後不過短短十一年，應驗了中國那句老話：「其興也勃焉，其亡也忽焉。」不可否認，早期的希特勒在政治舞臺上不乏魄力和狡詐，二戰初期也顯示出不俗的戰略眼光。可是到了戰爭中後期，竟然變得昏聵固執，昏招百出，加速了納粹的敗亡，令人匪夷所思。

在普通人的印象中，希特勒總是口若懸河、衣著筆挺，一副傲視群雄、頤指氣使，甚至咄咄逼人的模樣。他刻意把自己打扮成偉岸而高貴的領袖，但生命最後幾年的影像資料卻使他形象掃地，不可一世的魔王雄風不再，不僅目光呆滯、蒼老頹唐，而且身體總是莫名其妙地顫抖。

為什麼？

根據希特勒的私人醫師回憶，他常抱怨左側胳膊顫抖。一九四一年時，人們在影視資料中已注意到他的手開始輕微顫抖，休息時尤其明顯。此後幾年，左手和左腿顫抖愈加明顯，以至於在公眾場合時，自尊心極強的他不得不常用右手緊握左手，或者乾脆把左手插在褲子口袋裡，試圖掩人耳目。他還變得彎腰駝背，舉步維艱，坐下和站立都需要人扶持，甚至出現說話困難，字跡變小。晚年的希特勒形象已非常不堪，手顫得連標準的納粹舉手禮都行不了。一位高級幕僚回憶：「他皺縮乾枯，四肢顫抖，走路蹣跚，拖曳著步履，說話聲音也震顫，喪失了以前的威嚴，語調含混支吾，完全沒有力量……他的制服本來都小心翼翼保持整潔，在他生命的最後階段卻經常忽略了，而且衣服上常有食物的汙斑，因為吃東西時手會抖……」

這樣一位統治德國的獨裁人物莫非早已身患重病？曾經所向披靡的納粹德軍在戰爭的緊急關頭卻迅速傾頹，與希特勒的病狀有無關係？

戰爭的白熱化階段，曾經「英明」的納粹元首不但偏執頑固，還思維遲鈍、反應緩慢、出現睡眠障礙，德軍在他的統帥下焉能不敗？種種跡象表明，希特勒罹患了一種慢性病，而且很可能是神經系統方面的疾病。

希特勒活著時，納粹德國的格里尼斯（Max de Crinis）醫師就從新聞鏡頭中推測他得了帕金森氏症。早期的影片資料裡，希特勒在大型演說時雙手活動自如，唾沫橫飛，揮灑豪邁，完全就是傑出的政治家、演說家典型。可是好景不常，他的巔峰期來得早，去得也很快，左側肢體的活動開始減少，有時不自覺出現左手顫抖，曾經虎虎生威的眼神也逐漸變得迷離、麻木和痴妄。

「御醫」們不是不想治療，但當時沒有成熟的醫學方案，而希特勒及其追隨者更擔心真相會嚴重打擊他「偉大」的形象，於是對疾病採取消極態度，得過且過，並沒有像研製高精銳武器那樣費心鑽研，直到戰爭狂人化為一抔灰土。

帕金森氏症是一種慢性的中樞神經系統退化性疾病，它會損害病患的動作技能、語言能力和其他功能。病因至今不明，推測和大腦基地核、黑質腦細胞的快速退化，無法製造足夠的神經傳導物質多巴胺有關。腦內需要多巴胺來指揮肌肉的活動，缺乏足夠的多巴胺，病患就會產生各種活動障礙的症狀，如：靜止時顫抖，單邊或雙邊的手臂會不由自主抖動，開始時多為一側，隨後蔓延到另一側；雙腿、雙腳或下巴也會有抖動的現象，有人還伴有手部搓藥丸的動作；有的人會身體僵直，呈現持續性肌肉緊張，甚至可能導致身體無法伸直；除了運動障礙或動作遲緩，有些患者出現面部表情呆滯，足部蜷縮、動作起始困難。此外，典型病患還會出現前傾姿勢、步伐細碎、加速步行等狀態，字也愈寫愈小。

到了晚期，帕金森氏症患者的性格、智力都會受到不同程度的影響，嚴重者人格退縮、憂鬱焦慮、固執偏激、認知變差，甚至感覺異常，社會功能逐漸喪失，智能也毫無挽回地走向下坡。

這到底是一種怎麼樣的疾病？為什麼病名如此之怪？

帕金森的前世今生

在西方和東方的古代醫書中，醫學家不約而同記載過類似的震顫症狀，極可能就是帕金森氏症。中國古代有關此類的症狀描述最早出現在《黃帝內經》，如「諸風掉眩，諸痙項強」等，而古人未能找出明顯改善症狀的辦法。

距今正好兩百年前（一八一七年），一位不算敬業的英國醫師把目光鎖定在那些手抖得很嚴重的老人身上。

這位醫師叫詹姆斯．帕金森（James Parkinson），他接過父親的衣缽成為內科醫師，但沒有修煉成一位神經專科醫師，甚至也沒有把看病當成一生唯一的選擇。他不甘寂寞，興趣廣泛，廣交名流，四十歲後居然成了當地稍有名氣的社會活動家。

六十二歲時，帕金森寫了本小冊子，書名是《震顫麻痺短論》（*Essay on the Shaking Palsy*），但對上述這種症狀的描述僅限於「伴隨肌肉力量減弱的不隨意震顫」。在此之前，還未有一種病症被如此定義，因此「震顫麻痺症」被收編入當時的醫學年報，帕金森因此在醫學界成名，「大器晚成」了一回。

過了半個世紀，現代神經學的奠基者——法國人夏柯（Jean Martin Charcot）對「震顫麻痺症」進行了更深入細緻的觀察，發現更多相關症狀，包括肌僵直、小寫症、流口水等，再加上這種病其實談不上有麻痺或癱瘓的症狀，覺得「震顫麻痺症」此稱謂名不正言不順，於是公正提議將此病以「帕金森」命名。從此以後，帕金森氏症被後人沿用至今。夏柯還有另一大貢獻，培養出了一位傑出的學生——著名心理學家佛洛伊德（Sigmund Freud）。

與希特勒同時代的西班牙獨裁者佛朗哥（Francisco Franco）也有類似的毛病，那時的醫師並非在疾病面前完全束手無策。醫學家很早就發現，當時歐洲有一種藥名為「Belladonna」的植物顛茄（學名 Atropa belladonna）製劑，可以治療多汗、流涎。其名稱來由帶有幾分浪漫色彩。據說，Belladonna 是希臘女神 Daphne 的化名，在拉丁文中，「Bella donna」是美麗女士的意思。那時在歐洲，一些女士喜歡吃這款藥，吃後瞳孔會放大，眼珠會顯得顏色更深、更有魅力。如此美瞳佳人，男士們無不想入非非。對風月桃色頗有興趣的飲食男女們，自然對此物津津樂道，但服藥的女子經常抱怨口渴異常。

世紀之交的醫師們展開豐富的想像力，舉一反三，既然帕金森氏症患者有部分會出現流涎症狀，那 Belladonna 能否派上用場？

結果讓他們如願以償。此藥不僅能抑制流口水，還能改善震顫。深入研究後終於發現，原來帕金森氏症患者因為大腦黑質病變，多巴胺合成減少，使得紋狀體內多巴胺含量降低，造成黑質－紋狀體通路的多巴胺能神經功能減弱，結果是膽鹼能神經功能相對占優勢，因而促進了病患的肌肉張力增高、流涎等症狀。

第一代帕金森氏症藥物的顛茄類製品，如 Belladonna，含有和今天心跳慢的搶救藥物阿托品類似的化學結構，做為膽鹼受體阻斷藥，可阻斷中樞膽鹼受體，減弱紋狀體中乙酰膽鹼的作用。當然，副作用就是心悸、口乾、散瞳、尿瀦留、便祕等。

佛朗哥和希特勒這對難兄難弟在不同程度上都用過類似療法，不過此藥的副作用明顯，療效有時未如理想，他們終究沒有堅持服用。

自從上世紀中葉發明了合成的左旋多巴，能夠直接補充大腦黑質缺失的多巴胺，帕金森氏症的治療終於登上新臺階，「技不如人」的顛茄類製品隨即退居二線。

殺人魔王的報應

回顧希特勒的病史，醫師很自然會把他和「帕金森氏症」聯想在一起。今天，人們對「帕金森氏症」並不陌生，殊不知醫學上還有「帕金森綜合症」一說。那麼，希特勒罹患的究竟是帕金森氏症，還是帕金森氏綜合症呢？

單純從症狀來說，兩者很難分辨。

帕金森綜合症的症狀與帕金森氏症大致相同，但不能與帕金森氏症畫上等號，它是更廣義的概念，包括了帕金森氏症，以及一系列繼發於神經系統的其他疾病，如腦血管病、腦外傷、顱內炎症、腦腫瘤，還有由毒物、藥物引起的臨床表現，這些疾病又被稱為「繼發性帕金森氏症」，可發生在任何年齡，不像帕金森氏症患者多在五十歲以上發病。

追溯病史，細心的人們發現早在一九三四年，希特勒就已露出早期帕金森綜合症的症狀。有一段紀錄片顯示，他在一次重大會議上動作異常遲緩，活動能力不足，左側肢體尤為明顯。這是帕金森綜合症最早的症狀！此時的希特勒年方四十五歲，正是政治家的黃金年齡。由此可見，他發病的年齡較輕，可能繼發於某些神經系統疾病，如藥物影響或腦炎後遺症。其實希特勒早就有失眠等多種複雜的病症，坊間甚至傳聞他的性功能也有問題。不少檔案顯示這位元首非常依賴各種藥物的治療，這些藥物種類繁雜，劑量偏大，以今天的西醫眼光審視，不乏副作用大卻療效不佳者，儘管在那個醫學科技不很發達的年代，希特勒的待遇已是最高等級。長期服用這些會互相反應的藥物，的確有可能損傷中樞神經系統。在沒有更多病史證據參考的前提下，判斷希特勒罹患的是「帕金森綜合症」更妥貼些。

帕金森綜合症帶給病患及家屬的煩惱、痛苦，原本可謂無窮無盡。不過歷史的奧妙正是能在某個拐點上歪打正著。恰恰好是這類可怕的神經系統疾病，讓一代梟雄給全世界製造災難時，身心飽嘗折磨，苦不堪言、狼狽不堪，直至思維混亂，戰略指揮一錯再錯，無意中加速了自己和納粹德國的滅亡。

在東線戰場上對蘇軍作戰時，希特勒呈現出一種超乎尋常的固執；對於西線盟軍即將登陸的地點，希特勒也做出完全錯誤的判斷，並始終盲目自信，剛愎自用，這些恐怕都帶有神經系統疾病的影子。

反過來試想一下，一個思維敏捷、身體健康的希特勒，同樣懷有瘋狂野心和納粹主義，極可能帶給這個世界一場更大的災難。

對希特勒本人而言，殘暴不仁、歇斯底里、變態偏執、思想極端、痴迷權力……用這些貶義詞形容他並不為過。假如他泉下有知，想必也會在正義的審判前顫慄不已。然而，從現代醫學的角度剖析，我們不得不承認，此人身上的頑疾很可能是其性格扭曲的誘因之一，這些因素也許早已超出了政治層面。

追捕鼠疫桿菌的細菌學家

亞歷山大・埃米爾・約翰・葉赫森
Alexandre Émile Jean Yersin
一八六三・九・二十二～一九四三・三・一

低調的探索者

十九世紀末，天色將晚，一艘小輪船靜悄悄駛臨香港的維多利亞港。船上坐著一位法國青年，他的行囊鼓鼓的，塞滿了各種各樣的醫學實驗書籍與寄託情懷的旅遊手記。

南中國六月的溽暑悶得人透不過氣來，端坐船艙之中一動不動都能蒸出一身臭汗，即使陣陣海風拂過，也不過是杯水車薪。

天空靜得可怕，原本風平浪靜的水面透著黑色的恐怖和陰森。五十多年過去了，原本寂寂無聞的中國南方漁村，經過英國殖民者大刀闊斧的經營和同化，早已脫胎換骨，表面的西式文明和浮華，一度讓所有西方人覺得這兒是他們的天堂、是他們的第二故鄉。然而，就像水面倒影的星月，狂風暴至，一切都脆弱得瞬間支離破碎，全部打回原形。

法國年輕人剛離開越南，他在那裡度過一段愉快刺激的旅程，一邊擔任客船的內科醫師，為身體不適的旅客看病，一邊在越南開展微生物研究和調查。如果不是從事醫學相關的工作，他極可能成為一名專職探險家。掌握著那麼多現代科學知識，站在前人的肩膀上，假以時日，或許他能成為第二個達爾文（Charles Robert Darwin）呢。

醫學背景加上無畏的冒險精神，注定會醞釀出一幕精彩的人生好戲、一段可能載入史冊的歷史佳話。不過，此刻的他茫然又擔憂，因為在不遠的港島太平山上，英國人統治的核心地區爆發了一場可怕的瘟疫！他讀過古籍，驚訝地發現新聞報導的疾病狀態，居然和六百年前橫掃歐洲、奪去無數性命的「黑死病」有幾分相似。令人遺憾的是，太平山上的中國人並未完全西化，他們的科學常識並不比六百年前的歐洲難民高明多少。

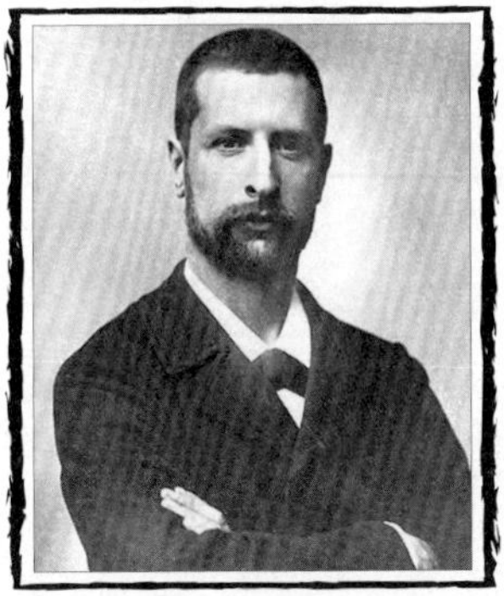

那時的大清帝國已經徹底衰落了，經過戰場上的失利和外交上的退縮，曾經的藩屬國——千年來仰慕中華文明的越南、朝鮮，紛紛在外部勢力的顛覆下和中國劃清了界線，繼而成為外國的勢力範圍，那時的越南是孤懸海外的法國殖民地。

法國青年名叫葉赫森（Alexandre Émile John Yersin），負笈歐洲知名醫科大學和細菌實驗室，卻對安坐辦公室的白領「高尚職業」興趣缺缺，冒險的基因促使他遠涉重洋，過著歐洲人看來稍嫌顛沛流離的日子。也許正是綜合了上述潛質和背景，葉赫森才會主動請纓。他早就得知中國南方爆發了瘟疫，先是雲南，接著是廣東廣州，再來就是如今近在咫尺的香港島。

近水樓臺未必先得月。儘管英國人控制了香港島和九龍，但他們的專家似乎未能在調查、研究瘟疫方面取得突破性進展。經過葉赫森的爭取和交涉，法國官方和葉赫森曾經研習的巴斯德研究所終於同意讓他前往香港。法屬印度支那的總督似乎認為非常有必要趁虛而入，藉此機會弘揚一下法國的影響力，而三十一歲的亞歷山大．埃米爾．約翰．葉赫森無疑是最佳人選。

葉赫森本來就不高調，當時並不知道有位年長他十一歲的「大師兄」已經抵達香港，先一步開展了研究，而且兩人巧合地住在同一間飯店。

恐怖的太平山

一八九四年，大清王朝即將在另一場戰爭中被敲響喪鐘，此刻，他的子民正生活在水深火熱裡，包括嶺南珠江一隅的港島。

雖然中國喪失了對香港的主權，但是在那個年代，粵、港、澳的居民出入相當隨意，不像今天必須通過嚴密的關卡，更毋須複雜的手續、印滿了條條框框的證件，似乎更像是名副其實的「自由行」。

維多利亞港附近已經是十里洋場，但港島上環的太平山一帶依然是中國人的聚居地。在這裡，人們仍舊保持著祖先延續千年的生活習俗，儼然是個封閉的村落，外面發生的一切，動盪也好，盛世也罷，幾乎與他們無關。

暮春時節，居民們透過小道消息得悉，廣州那邊有瘟疫流行，但這無法阻止人們回大陸老家拜山掃墓的意願，再說，生病對很多人來說是家常便飯，大不了就喝點涼茶、煲點中草藥。

然而，事情遠遠沒有人們想像得那麼簡單。許多前往廣州一帶的人，回太平山不久後，紛紛遭遇厄運。

那時的太平山處處木屋林立，人口稠密，還夾雜著不少牲畜。華人沒有現代化的衛生知識，房屋設計更不會與西方看齊，房前屋後，生活垃圾成堆，蒼蠅、臭蟲樂不思蜀。破爛的門窗經常被雨水浸泡得搖搖欲墜，許多人的生活空間就是那麼一小方寸之處：吃飯、更衣、睡覺、排泄，甚至打麻將都擠在一塊，一切私隱無所遁形，間或有貓狗和肥豬在腳下遛達。

在難聞和混亂之中，還有一種適應力超強的生物成為人類的親密鄰居——老鼠。

五月，第一宗死亡個案出現。

那些回過大陸的人們往往突發高燒不退，有的還上吐下瀉，但這可不是普通的腸胃炎，很快地，他們身上長出一個個恐怖的疙瘩，無法敷藥治癒，而且疙瘩迅速變得潰爛，惡臭隨著濃汁蔓延。民間郎中恪守傳統的湯藥之術，完全無濟於事！

絕大多數病患受不了病魔的襲擊，相繼撒手人寰。太平山上的哀嚎與痛苦此起彼伏，披麻戴孝屢見不鮮。奇怪的是，這些病故的遺體很快變得醜陋無比，並非腐爛得特別快，而是屍身變黑，局部有明顯的暗紅淤血彌散，令人毛骨悚然。更奇怪的是，居民們對原有的生活方式毫不懷疑，病死一個家人就像病死一個臥病在床很久的老人一樣，更沒有任何改變周遭環境的打算，他們大張旗鼓地為逝者辦喪事，停靈數日，祭祀吹打樣樣不誤，為下葬時間和墓地選擇費盡思量。

結果，死者愈來愈多，死狀愈來愈慘。整個太平山呈現出恐怖的骨牌效應，很顯然，太平山已經爆發了瘟疫！

這件事終於驚動了香港英政府。英國總督派專員調查後，初步獲悉：太平山目前的疫情與最近廣州一帶流行的瘟疫非常相似。當年的港島缺乏現代化的醫療機構，收治病患的「醫院」其實是一所民間集資興辦的中醫廟宇——東華醫院（現今東華三院的前身），運作模式和澳門的鏡湖醫院類似。港英政府的調查員冒著被傳染的風險進入醫院查看，發現大量病患像難民似地擠在走廊，打著地鋪，連床位都沒有，不僅可憐，惡劣的衛生環境更加重了他們的病情，許多人都已奄奄一息，統計後發現死亡率高達七、八成。他們也觀察到不少罹難的屍體已經出現淤黑斑斑，慘不忍睹的狀態讓人聯想到幾個世紀前歐洲人談虎色變的大瘟疫——鼠疫（plague）。

《士蔑西報》（*The Hongkong Telegraph*）以頭條報導香港太平山的華人社區出現「疫症」，並以令人聞風喪膽的「黑死病」（The Black Death）做標題。

到底是什麼病因導致居民大量死亡？有沒有辦法可以治療這種疾病？英國專家同樣一頭霧水。但至少，應對瘟疫的一般原則在當時的西方社會已深入人心，也就是隔離死者和病患，保持最大限度的清潔。

他們派了相關人員強行進入華人社區和「醫院」，噴灑消毒水之外，同時挨家挨戶調查哪裡有罹難者，一經發現立刻將屍體運走，朝屍體灑下當時認為很有效的殺毒劑石灰粉之後，集體深埋。他們還打算讓已經患病的人集中遷移到一艘醫護專船「海之家」（Hygeia）接受隔離，就算身體被發現有腫塊的人也不例外！

顯然，英國人粗暴的手段低估了華人根深柢固的傳統思維。太平山上很快就民怨沸騰，華人自動自發組織起來，抗拒英國人的進入，更使用暴力手段驅逐英國人。坊間流傳「海之家」是一艘賊船，誰上去了就別想再回來，因為英國佬會把中國人運到歐洲再弄死，把屍體晒乾磨成粉末，提供給皇室貴族當醫藥使用！更有狡猾的民眾試圖用各種手段欺騙英國人，在調查員入屋調查有無死者時，將死去的親人屍體搬到椅子上，偷偷用東西支撐綁起固定，偽裝成活人，並假意與之談笑自若，以圖瞞天過海，實情令英國佬毛骨悚然。

一番折騰後，輿論譁然，太平山居民帶著怨氣和恐懼，紛紛逃離香港返回大陸，客觀上又把疫情傳回內地。世界各地聞之，亦紛紛終止與香港的貿易來往，船舶一律不靠近港島，整個殖民地頓時風聲鶴唳，有變成死島的危險。

港英政府終於明白，一般的醫療人員已經無能為力了，他們不僅人數少，而且無法抵擋當地居民的頑固態度，佩槍「執法」也不奏效。這次，港英政府索性出動英軍，用嚴酷的手段「清洗」太平山——拆房子、徹底清潔掃除、強行搬走屍體和病患，最終才暫時控制了疫情。

一場醫學界的龜兔賽跑

六月十五日，葉赫森抵達香港，下榻處不時有日本人出沒，而他並沒有太過關注。他休息片刻便馬不停蹄地找到香港方面負責疫情的公立醫院代理主管詹姆斯．勞森醫師（James A. Lowson）。

勞森比葉赫森小三歲，年輕有為，一直按照標準的醫師培訓要求成長，在職稱和權力這兩方面，似乎都比不喜歡循規蹈矩的葉赫森更有底氣。

兩人初次見面，簡單寒暄之後，不免先聊一聊雙方的受教育經歷和行醫趣聞。在一番味同嚼蠟的摸底之後，葉赫森單刀直入：「尊敬的勞森先生，我受法國政府和巴斯德研究所委託，來到貴處調查疫情。我相信做為一名有經驗的細菌學研究員，我可以勝任這項工作。」葉赫森本來還想說自己在法國巴斯德研究所時，曾在細菌研究方面取得長足的進步，並於德國柏林的柯霍研究中心短期進修兩個月，獲益匪淺，但想想還是低調一點比較合適。

勞森輕輕點點頭，平淡地說：「我了解，也知道您在白喉血清研究方面獲得可喜的成績，這是舉世公認的，恭喜您。請問，您需要我們提供怎樣的幫助？」

「我需要一些黑死病死者的屍體。只有透過解剖獲得標本，分離出相關細菌，才能確定這種瘟疫到底是由什麼生物引發。這也是下一步製作治療用血清的基礎。」葉赫森胸有成竹。

「這個嘛……我們的屍體資源並不太充足，而且您知道，這些屍體傳播病菌的能力非常可怕，能不接觸盡量不接觸，能掩埋就盡快掩埋……」

「做為一名曾向醫聖希波克拉底宣誓過的醫務工作者，我不害怕任何危險，這也是我立志要征服的高峰。」葉赫森並不知曉勞森的真實想法，滔滔不絕地暢所欲言自己的宏大理想，還說自己在巴斯德研究所研究瘋狗症時，曾不慎被病原體汙染的玻璃割傷了皮膚，按照一般規律，這就和直接被狂犬撕咬沒兩樣。九死一生之際，幸虧一位叫魯茲的同行用血清療法挽救了他的生命！從此以後他就看透了生死，再也無所畏懼。

葉赫森試圖透過推心置腹打動勞森，讓對方滿足自己的要求，那些看起來並不過分的要求；然而，少年老成的勞森總是用耍太極的方式推託，怎樣都不肯答應。

無奈之下，葉赫森只好提出：「那麼，您可以提供一間實驗室給我嗎？」

勞森沉吟半刻，彷彿絞盡腦汁地從嘴邊榨出一個答案：「好吧，可以，在堅尼地城有一處，不過很久沒用了，裡頭有點簡陋，希望您不嫌棄。」

葉赫森雖然心有不甘，還是只能告辭，直奔工作目的地而去。一番打聽之後，找到了所謂的實驗室。

他第一眼就呆住了，不自覺嚥下一口很苦的口水。眼前這棟建築物與其說是一間實驗室，還不如說是一間茅草屋，和荒野中的臨時棲身之所並無區別。推門而進，室內簡陋得無法形容，除了一臺顯微鏡，就是幾把老掉牙的外科手術刀。房間毫無衛生可言，由於不太通風，炎炎夏日更覺得煩躁、悶熱。

葉赫森自詡不錯的學術背景和工作經歷，在香港醫師眼中居然不值一錢，滿腔熱忱被幾句冷冰冰的搪塞打發得灰溜溜的，這讓葉赫森百思不得其解。

精明的法國人無論如何不會承認失敗，四處打聽，一個晴天霹靂的消息傳入他耳中。

原來，葉赫森抵達香港當天，已有專家找到了瘟疫的病原體！發現者名叫北里柴三郎，六月十二日受日本內務省指派，帶了六個助手從日本前來。只比葉赫森早三天動身的他們進展神速，幾天後，北里便宣稱檢驗出一種過去醫學界不知道的細菌，認為那就是黑死病的病原體。勞森醫師第一時間將這個消息通知了倫敦的醫學期刊《柳葉刀》（*Lancet*）。

北里柴三郎何許人也？這位剛過不惑之年的細菌學家在當時可算是重量級人物。此人乃醫學博士，曾在內務省衛生局東京試驗所任職。十年前長崎發生霍亂，初出茅廬的北里在顯微鏡下證明了致病菌——霍亂弧菌的存在。此後，他前往德國深造長達六年，在著名細菌學家羅伯．柯霍（Heinrich Hermann Robert Koch）的指導下工作，與柯霍結下深厚的師生情誼。深造期間，他發表了數篇在細菌學史上具有重大意義的論文。葉赫森雖然也在柯霍研究中心待過一段日子，但不曾和北里直接往來。當然，他知道「對手」不僅名氣占盡上風，時機也立於不敗之地。難怪勞森對自己不屑一顧，難怪自己的熱心貼到了勞森的冷屁股上。

葉赫森在無奈中興起退堂鼓之心。不過，做為一名對醫學、尤其是細菌學有執著興趣的人，名利畢竟是其次，他決意在離開香港之前，參觀一下高手們的實驗室，看看他們的研究成果。勞森和北里同意了葉赫森的請求。

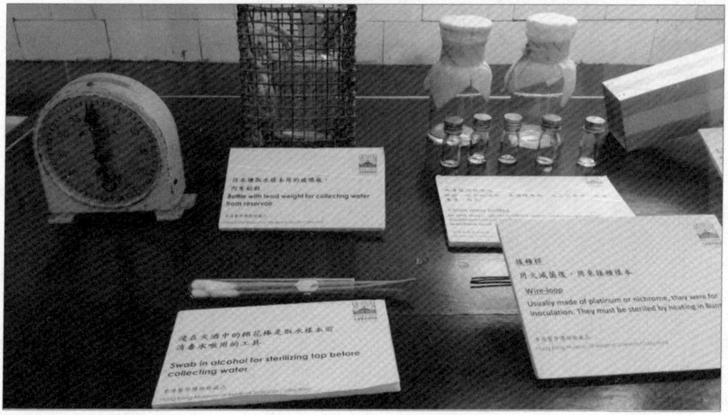

▲葉赫森時代的實驗工具（攝於香港醫學博物館）。

在北里的實驗室裡，葉赫森感嘆他們裝備的精良，當時能想到的儀器幾乎一應俱全。

「我們從一些屍體的血液中分離培養出一種細菌，就是一團一團的那些。我們相信這就是引起瘟疫的罪魁禍首。在這個微生物學發展拉開帷幕的偉大時代，此發現無疑是一座里程碑！」北里的助手們侃侃而談，語氣間洋溢著自豪和洋洋得意。

葉赫森靜靜地聽，同時留心細看標本，一團疑雲在他腦中升起：為什麼是從血液裡找細菌呢？

他聯想到六百年前黑死病死者的慘狀，也看了一些太平山瘟疫死者的圖片，幾乎無一例外，頸部、腋下等處都長出膨大的淋巴結，有的甚至破潰流膿，噁心得不可言狀。這些都是疾病的典型特徵，但難道細菌只能生活在血液裡面嗎？血液裡有著無數細菌，如何確認這款貌不驚人的傢伙就是罪魁禍首呢？在葉赫森的年代，醫學課本未必會介紹淋巴結和人體免疫的詳盡關係，而聯想力豐富的葉赫森發現了北里沒有想到的思維角度，也許，這就是日本人沒發現的盲點！

葉赫森重新燃起幾近熄滅的熱情，趕忙寫信給上級長官，把自己的想法毫無保留地和盤托出。同時再次拜訪勞森，據理力爭。

在葉赫森和法國理事館鍥而不捨地爭取之下，勞森終於讓步，調撥了一批較好的實驗器材給葉赫森，卻依舊頑固地拒絕交出屍體。

怎麼辦？葉赫森不是個書呆子，他和一般實驗室研究員不同，長年遊走旅途，與販夫走卒打過無數交道，他的江湖經驗老辣。如果正面進攻不奏效，側翼迂迴未嘗不可。世界上沒有不吃腥的貓，更不會有絕對純潔的人。

一個酷熱的夜晚，守護太平間的英軍士兵收到了一份特別邀請。他們的薪水不多，在遠離故土的征途上，日子過得既枯燥又壓抑，更何況他們的身分不高，只能充任看顧屍體這種低賤、骯髒甚至危險的工作。可是在不遠的一間咖啡廳裡，他們遇見了一位英俊的法國人，不僅文質彬彬，還慷慨大度地帶了聲名鵲起的法國名酒來！要知道，英國軍紀嚴明，喝酒幾乎是不可能的享受。幾名英軍士兵受寵若驚，很快便與這位法國人打成一片。經過美酒的橋梁作用，感情開始發酵，防範意識開始溶解，最終，法國人掏出了一疊不薄的鈔票，成為壓壞英國軍紀意識的最後一根稻草。

很快地，在堅尼地城草屋般的實驗室裡，葉赫森面前擺上了幾具渾身發黑的屍體。他一鼓作氣找到罹難者的重大淋巴結，毫不費力割開，取出組織進行分析。

顯微鏡下，一些桿狀細菌無所遁形，它們詭異地擺動著醜陋而邪惡的身姿，葉赫森小心翼翼將它們放在培養皿中精心呵護，使之成長壯大。經過格蘭氏試劑染色，呈現陰性反應，和北里報導的陽性反應截然相反，與他們觀察到的「球形」細菌也不是同一回事。顯然，這完全是另一種細菌。

打鐵趁熱，葉赫森文思泉湧，把此番發現原原本本寫成論文，寄給了極具影響力的醫學雜誌。

北里柴三郎的第一份正式報告於七月七日由香港寄出，倫敦的《柳葉刀》在八月二十五日刊出；葉赫森的報告則在七月三十日被巴黎國家科學院宣讀。

醫學界瞬間沸騰。幾乎在同一時間，兩位細菌學家對同一種傳染病提出了截然不同的意見，找到兩種風馬牛不相及的菌種，到底誰對誰錯？北里拒不承認自己失誤，葉赫森更是初生之犢不畏虎，針鋒相對地發起絕地反擊。

小小的太平山，見證了一場醫學史上的激烈紛爭。

最終判決

其實，關注瘟疫病原體的人遠遠不止葉赫森和北里柴三郎，其他同道同樣不懈努力著。

隨著時間的推移，愈來愈多專家在罹難者屍體的淋巴結上發現了葉赫森描述的那種細菌。五年後，類似的瘟疫也在日本爆發，日本專家透過反覆實驗，得出和葉赫森相似的結論。更進一步的研究發現，在死去的老鼠屍體上，研究者打開牠們的淋巴結，找到的細菌和葉赫森發現的菌種完全吻合。不久後，有人大膽提出，這種瘟疫是由老鼠傳播給人類的！中間媒介則是跳蚤，牠們把寄存在老鼠身上的細菌傳播到人身上。這種細菌既能大量殺死老鼠，也能對更為脆弱的人類構成致命傷害。只要細心觀察就知道，每次瘟疫爆發時，大量的老鼠屍體也隨處可見。由此，科學家把 **plague** 定名為鼠疫，引起老鼠大量死亡的是「鼠類世界的瘟疫」，引發人類大量死亡的就是「人間鼠疫」。

這種傳播方式造成的疾病後來被叫作「腺鼠疫」，強調是由跳蚤叮咬造成，以淋巴腺、淋巴結腫大為重要特徵。幾年之後，在大清王朝滅亡前夕，東北地區同樣爆發了鼠疫，經過一番艱苦研究，人們終於知道鼠疫也能透過空氣傳播，只要參與呼吸，就無法在瘟疫中置身事外，這種傳染方式後來稱為「肺鼠疫」。

不管是哪一種傳播方式，罪魁禍首總算慢慢浮出了水面，透過大量的病理探索和細菌學分析，人們逐漸相信葉赫森發現的那種菌屬，正是鼠疫的始作俑者。

證據確鑿，北里低下了頭。

後世的研究者感嘆，正是北里的先進裝備耽誤了他們的發現，因為鼠疫桿菌比較喜歡溫度相對較低的環境。葉赫森由於條件艱苦，實驗室溫度只能順其自然，也就是攝氏三十度左右，反而和自然條件下的細菌生長環境不謀而合。相反地，北里的儀器眾多，許多是電氣化設備，包括了恆溫器等，導致實驗室更悶熱，達到了攝氏三十七度，反而不利於鼠疫桿菌生長，並會滋生其他格蘭氏陽性球菌，混淆視線。一切似有天意！

而我的個人看法是，葉赫森雖然以細菌學為主業，但長期擔任醫師，為旅途上各式各樣的人看病、治病，有豐富的臨床實踐經驗，病患身上的重要特徵往往能撬動他的神經，這一點是像北里這類典型的實驗室醫師欠缺的。因此，葉赫森能把研究目標準確鎖定在病患的淋巴結上！

鼠疫桿菌屬於腸桿菌科，為兩端鈍圓、兩極濃染、橢圓形革蘭氏染色陰性的小桿菌，看似憨態可掬，實則窮凶極惡。它體內含有毒素，可引起全身中毒症狀和組織病理變化，如局部壞死和毒血症狀等。

鼠疫桿菌沿著淋巴管這一「綠色通道」入侵人體，因而鼠疫的基本病理改變為淋巴管、血管內皮細胞的損傷和急性出血壞死性炎症。人體局部常見充血水腫，全身各組織臟器均會有充血、水腫、出血及壞死，而局部的淋巴結紅腫尤其明顯。

病患受感染後，寒顫、高燒不退或體溫不升、譫妄、昏迷，進而發生休克及廣泛皮膚、內臟出血和壞死等，病情惡化迅速，如不及時治療，常於一至三天內死亡。臨終前，病患全身皮膚呈黑紫色（按：皮下大量析出的血液成分乾涸造成），這就是「黑死病」名稱的由來。

剛開始時，人們用葉赫森和北里的聯合名字為鼠疫桿菌命名，而為了紀念自己的老師，葉赫森把這種桿菌命名為巴斯德菌屬。到了一九六七年，也就是距今整整五十年前，醫學界鄭重地將這種細菌重新命名為葉赫森鼠疫桿菌（*Yersinia pestis*），以更準確地記錄那段歷史、更隆重地向葉赫森致敬。

葉赫森發現了鼠疫桿菌之後，並沒有滿足所得成績，進而深入研究，製造了鼠疫血清，為日後疫苗的發展奠定基礎。以這一點來說，他也超越了「大師兄」北里柴三郎。此後，葉赫森長期

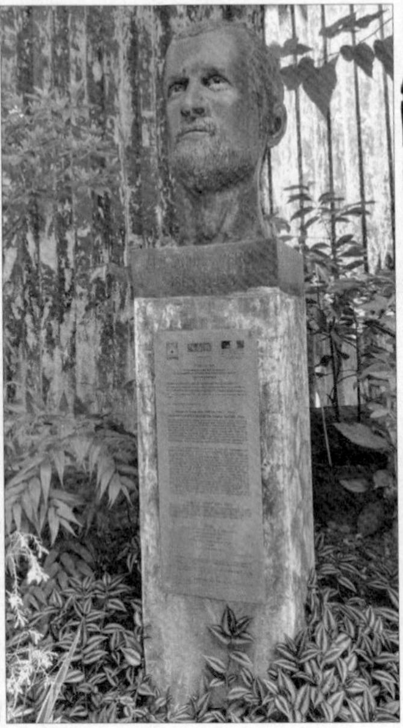

▲ 花園裡的葉赫森塑像。

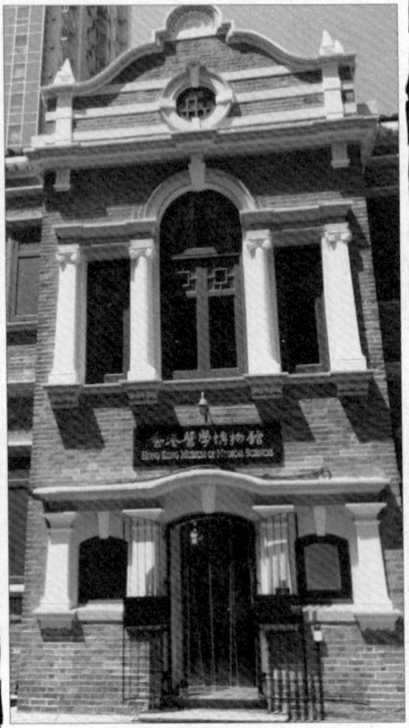

▲ 坐落於太平山上的香港醫學博物館是歷史的見證者。

定居越南，在南亞叢林中浪跡天涯，繼續為醫學和微生物學做出持續而重要的貢獻。越南許多間醫科學院都以他的名字命名，越南人還親切地稱呼他為「Nam 先生」，把他視為越南現代醫學的創始人。二戰期間的一九四三年，八十歲高齡的葉赫森逝世於遠離家鄉的越南芽莊工作室兼起居所。這位偉大的法國人把一生都獻給了醫學、細菌學，並把半世紀的餘生獻給了越南的醫學發展。他的芽莊舊居今日已成為越南醫學博物館。

如今，港島上環的太平山麓一片祥和寧靜，綠樹和低矮的民房相映成趣，沒人想得到一百多年前這裡曾何等慘烈、悲哀和恐怖！

一棟愛德華風格的紅色舊樓訴說著百年風雲，自從鼠疫爆發後，那裡就是病理學研究中心，很多疫苗陸陸續續在此樓製造生產，挽救和保護了無數生命。正是那一場鼠疫，掀開了香港現代醫學發展的序幕。今天，這棟小樓改建成香港醫學博物館，供遊客參觀。

葉赫森的塑像則靜靜站立在花園中，默默為香港祈禱。

冒名頂替的骷髏

約翰・克里斯多福・弗里德里希・馮・席勒
Johann Christoph Friedrich von Schiller
一七五九・十一・十～一八〇五・五・九

老詩人與骷髏的對話

一個平靜的夜晚，一位垂暮之年的詩人獨守在魏瑪小城的書房中，輾轉反側，心裡燃燒著一股莫名的興奮與激動。而這燃燒的結晶體，將是一篇傳頌千古的佳話。

時間是西元一八二七年，那時德國版圖名義上屬於所謂的「日耳曼聯盟」，就像是諸侯林立、王權失威的春秋戰國時代，魏瑪則是其中一個諸侯國「薩克森－魏瑪大公國」的京城。比起強大的普魯士和奧地利，薩克森－魏瑪大公國寂寂無聞，處於小國寡民、無力爭雄的二流地位，於是，歷代公爵邦君都把注意力集中在文化藝術上，此地留下眾多一流文藝大師的足跡，比如音樂家巴赫、鋼琴家李斯特等。

此時此刻，詩人失眠了，因為白天在市長的特批允許下，出借了一件神祕的收藏品。

盈盈皓月透著融融暖光，藉著燈燭和月色，老詩人陷入了無盡的回憶和沉思。他打開大盒子，小心翼翼捧出一個玻璃罐。一具黃中帶白的骷髏赫然在目，安放在精緻的藍色絲絨墊子上。無情的歲月削去了死者的肌膚，卻無法削減生者對死者的思念和眷戀，更無法削減信仰凝成的友誼。

頭骨儘管沒有絲毫表情，只有深邃的眼眶，但在詩人看來，死者的音容笑貌依舊是那樣的熟悉。碩大的頭蓋骨曾經裝載著無比珍貴的藝術寶藏——文學的瀟灑深沉、美學的精闢睿智。

像，真像，就是你了！親愛的席勒！

老詩人端詳著無法言語的頭骨，心中泛起千言萬語，胸中湧出澎湃的激情，他用枯瘦的雙手緊緊將玻璃罐摟入懷中，百感交集，老淚縱橫，那一切的情愫終於沉澱成一首詩，一首可以和這個骷髏對話的詩：

在這狹小的世界中，
白骨森森，寒風冽冽，
自由之息，暖流四溢，
死氣沉沉的黑幕依舊有
活泉噴湧不息。

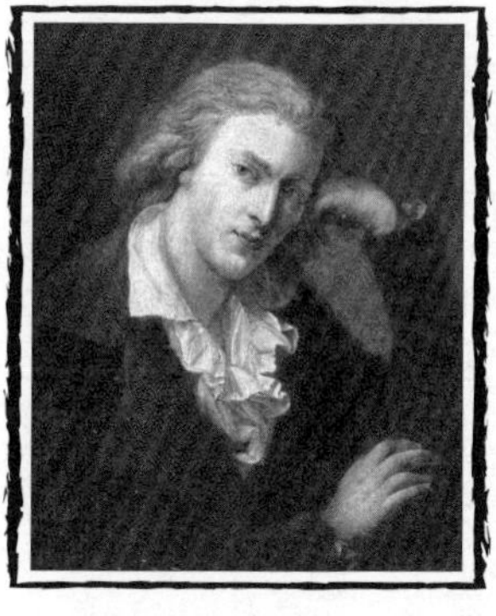

這首詩名為〈凝視席勒的頭顱〉，凝結著兩人的友誼，昔日在文學之旅上的攜手狂飆、風雲激盪則化為高山流水，成為這首詩永恆的旋律。

市長說了，骷髏還是應該盡快重新入土為安，不過因為您——著名文學家歌德（Johann Wolfgang von Goethe）面子夠大，所以允許您外借半年，算是為你們的深厚友情錦上添花。

六年後，歌德去世，遺願表示要葬在席勒的頭顱旁邊。

這兩位文化巨人的塑像迄今仍聳立在魏瑪的民族劇院前，成為德意志民族文學乃至文化的標誌與象徵，他們的貢獻為後來德國的統一產生了不可低估的凝聚作用。

可是，當年魏瑪市長和歌德怎能如此篤定地相信，這就是席勒的頭顱呢？席勒又是怎樣去世的？

德國莎翁，英年早逝

約翰．克里斯多福．弗里德里希．馮．席勒（Johann Christoph Friedrich von Schiller），德國著名詩人、歷史學家、哲學家及劇作家，有「德國詩聖」、「德國莎翁」之稱。鮮為人知的是，這位文學家生於軍醫家庭，年輕時受過醫學訓練。在學醫生涯中，一位同窗不幸罹患肺結核去世，席勒參與了同窗的遺體解剖，並在檢查肺臟時描述過一些白色的炎症結節，那正是肺結核。在那個時代，無數人被這「白色瘟疫」折磨致死，席勒當時也不會想到，自己有一天將成為同樣的殉難者。

步入社會後，席勒並沒有遵循家庭安排的職業生涯，這位追求自由、熱愛文學的「叛逆」青年因言論創作得罪了權貴，受到迫害，只好展開顛沛流離的寄居生活。他輾轉多個城市，全靠朋友資助過日子，創作的腳步也從未停止。《陰謀與愛情》、《歡樂頌》、《唐．卡洛斯》等膾炙人口的劇作和詩歌，都是這位才華橫溢的前軍醫此一時期的作品。

一七八六年，席勒前往魏瑪。次年，在文壇名宿歌德的舉薦下，擔任耶納大學歷史學教授。席勒後來與興趣相投的歌德正式結交，並很快成為摯友。在歌德的鼓勵下，席勒展開人生第二個旺盛的創作期，兩人共同譜寫德國文學上的華彩篇章。如果說，歌德是德國古典文學史上第一座豐碑，席勒就是僅次於他的第二座豐碑。

好景不常，一七九一年，三十二歲的席勒遭受了生平第一場大病。他發高燒，咳出帶血的黃膿痰，不得不從七尺講臺上暫時退下，臥倒病榻。醫師診斷他罹患了肺結核，但當時的治療方法極其落後，甚至可說是姑息療法——讓病人補充營養、安心靜養，培育自身抵抗力與病魔抗衡，僅此而已。

雖然抗菌素在當時是天方夜譚，高級療養院倒是存在的，但席勒沒有機會光顧。他恢復得很緩慢。這場大病使他在病床上足足躺了好幾個禮拜。「我常常感覺胸口持續不斷地陣痛，深呼吸或呼吸加快時，胸部右側的刺痛特別明顯，表明右肺有發炎的癥狀。咳嗽不止，偶爾還會覺得憋悶。」醫學科班出身的席勒對自己的病況描述得很仔細。以現在的觀點來看，炎癥（不管是由結核菌或普通細菌引起）都已經侵犯到胸膜，導致了胸膜炎。

從此之後，席勒再也沒有徹底痊癒過，病情時好時壞。病情發作時自述：「呼吸是如此的困難，我盡力獲得空氣，每一次呼吸似乎都導致氣管破裂……高燒讓我非常畏寒……右胸的劇烈疼痛時時存在。」那時他還算年輕，每次重創都暫時挺了過來，但長期的病痛折磨使他意識到自己時日無多，於是在創作上愈加努力，辛苦的勞作最終卻導致了健康加速惡化。

一八〇五年初，席勒已骨瘦如柴。五月一日，大病來襲。那天晚上，他決定去歌劇院度過一個難忘的夜晚，對他而言，舞臺的氛圍始終具有魔術般的吸引力和心靈的鼓舞。碰巧就在他動身那一刻，歌德正路過他家門口，兩個人一起走了一段路才相互道別。誰都沒想到，這一別竟成永訣。

當晚演出結束時，攙扶席勒的人們發現，他渾身發冷，牙關抖動不已。次日一早，傭人們看見他虛弱地躺著，處於一種半醒半睡的狀態，眼皮下垂，耷拉著腦袋，儼然病入膏肓。整個晚上他高燒不退，昏迷不醒。第三天迴光返照般醒來時，席勒要人把幼子帶到病榻前，吃力地把孩子拉到身邊，用無比眷戀的目光看著愛子，彷彿在為他祈禱。他想說話，但喉嚨發不出聲音。席勒不禁失聲痛哭，他預料到不久就要與心愛的骨肉、真摯的朋友們永別了。

席勒要求傭人拉開窗簾，他要看燦爛的太陽，看美麗的晚霞。

五月六日，匆忙趕來的醫師聽到席勒的喉嚨發出陣陣呼嚕聲。他咳不出氣管裡的分泌物，脈若柔絲，彌留前開始煩躁不安，在床上輾轉呻吟，咳出顏色很難看的痰液，臉部不停抽搐。慢慢地，席勒進入昏睡狀態。五月九日傍晚六點三十分，席勒以最安詳的姿態展示出曾經俊朗的面孔，永遠睡著了，享年四十六歲。

歌德聞訊，悲痛欲絕：「我失去了席勒，也失去了我生命的一半。」二十七年後，歌德辭世，後人遵照遺言將他安葬在席勒的遺骸旁邊。但是，那具所謂的席勒遺骸，是真的嗎？

頭顱的風波

由於重重複雜原因，席勒沒有像很多名人那樣單獨安葬，去世後僅被草草入土於魏瑪市雅各布公墓，顧名思義，墓穴裡頭的人遠遠不止他一個。

二十一年之後，席勒的家人表達了要求遷葬的願望。由於席勒的價值逐漸被後世認可，他的名聲在死後愈加響亮，這件事很快就驚動了魏瑪市政廳。

市長連忙派雜役前往雅各布公墓調查並開挖墓穴，尋找席勒的遺骨。然而，雜役掘開墓穴後發現，裡頭不僅潮溼骯髒，臭氣熏天，而且時間太久，那些簡陋的棺木都已腐朽、崩塌，甚至爆裂開來，棺木上的標識模糊成一片，更可怕的是有些遺骨還露了出來。當年這些棺木都是一個接一個地緊緊挨著，先後次序誰也說不清，再加上時間的浸泡，活著的當事人也不清楚到底哪具棺材、哪具遺體屬於席勒。而遺體們早就化為白骨，主人是誰？天知道！

缺乏考古常識的雜役們盲目清理之後，情況更糟糕了，數不清的人骨縱橫交錯、互相混雜在一起，連肋骨和腿骨配不配套都成了大問題。沒辦法，他們只好清理出二十三具顱骨，呈給市長定奪。

市長望著這堆排列整齊的可憐頭顱，心裡不免犯嘀咕。歐洲人的畫像技術雖然比中國的更加立體，但市長把席勒的傳世肖像畫拿來一看，試圖比對，還是丈二金剛摸不著頭腦。這也不能怪他，畢竟不是人類學專家，又沒受過任何現代刑偵技術訓練，頭骨除了大小有別，對市長而言其餘看起來都一模一樣，就像兩隻大小毛色一致的家貓，普通人是無法辨別其容貌差別的。

不過，市長自有一番高論。在他看來，席勒這樣聰明絕頂的文學家，大腦容量一定比那些普通得不能再普通的販夫走卒要大些。於是，他挑來挑去，終於找到了一具體積碩大的頭骨。

「這一定是席勒了！」市長給這具顱骨的身分下了一個非常「專業」的判斷。沒有人說一定對，但限於當時的科技水準，也沒有人能推翻市長的結論。

年邁的歌德聽到消息後，大喜過望，他對市長充滿信心，很想見一見久違的老朋友。更重要的是，他最後的願望有機會如願以償，想到自己風燭殘年，百年之時指日可待，能夠長眠於摯友身旁，死無憾矣！

就這樣，魏瑪公爵陵園成了歌德與這具頭顱的最後安息之地，兩具遺骨緊密相依。但，他們是否真的含笑九泉？

市長的鑑定結論很快就遭到公眾的質疑，從此以後，關於席勒顱骨真偽的爭論在整個德意志地區蔓延開來，卻沒人能給出令人信服的答案。

到了一九一一年，席勒去世已百餘年，又有好事者鼓動當地政府徹查此事。人們又一次打開當年席勒初葬的雅各布公墓，重新搜尋證據。有六十三個頭顱重見天日。這回，另一具高度懷疑是席勒的頭顱被取了出來。經過分析，人們相信新的席勒頭顱才是真的，替換了歌德旁邊的舊頭顱。

不知歌德泉下有知，做何感想？而以當時的技術水準，鑑定仍然非常困難，真相遠遠沒有水落石出。

又過了九十多年，科學技術一日千里，ＤＮＡ檢測被成熟且廣泛運用在親子鑑定和刑事偵查領域。這一次，科學家對那些疑似席勒的頭骨做了ＤＮＡ檢測。

高科技得出的結論非常遺憾，顱骨們全部不屬於席勒！

睡在陌生人頭顱身邊的歌德，會不會感到很失望？

骸骨生肌，栩栩如生

即使沒有ＤＮＡ檢測，現代專家仍可以憑藉一具骷髏還原死者的真容。

在法醫人類學中，顱面復原技術主要應用於無名屍的身源查找，當然，考古學有時也用得上。明代《西遊記》作者吳承恩的顱骨在二十世紀後期被發掘出來，專家就是根據顱面復原技術重塑他的大致容貌，並製作了紀念塑像。

如果找到一具疑似的席勒頭骨，專家們會根據人體頭面部軟組織、五官的形態特徵與顱骨各處線條間的相互關係，在顱骨或者其複製品上，拿可塑性物質如橡皮泥、黏土、塑像蠟等，使用類似雕塑的技法，黏貼於骨頭上，以求重建顱骨生前的面貌形象。這需要深厚的解剖學知識基礎，同時得具備諸如雕塑之類的美術功底。

一個骷髏頭到了專家手中，首先會被包上一層塑泥，接著專家的雙手翻飛，時而加上一團，時而摳掉一塊，逐一做成面部肌肉貼在頭骨上，再黏上鼻子、耳朵和嘴唇，刻畫好眉骨和眼眶後，最後再裝上有機玻璃眼珠——這就是大致的步驟。

理論上，只要有約一半的頭骨，專家基本上就能復原死者的生前容貌。因為人的頭骨輪廓大抵對稱，有上半部分就能推斷下半部分，有左臉就能推斷右臉。有些技術高超的專家還可以根據鼻梁骨的形狀，判斷死者是獅子鼻還是鷹鈎鼻；根據眼眶骨骼，推斷出是單眼皮還是雙眼皮；看顱骨表面平滑與粗糙的分界，推斷出髮際線的位置。

這還只是二十世紀的技術，到了目前，科學家們運用電子資料庫，能把這個過程做得更快、更精準。

軟組織厚度是容貌復原過程中的基本參數，決定了容貌的大致輪廓。顱面復原的科學基礎建立在面部軟組織厚度的大量統計學結果、五官形態及位置與顱骨形態間的關係之上。面部軟組織厚度參數根據性別、年齡、種族等不同而各有差異，但測量的標誌點是統一的：如髮際、眉間、鼻根上唇根部、人中、頦唇溝、頦隆凸、頦下、眉中央、眶緣下點、下頜下緣、顴弓上緣、下頜升支及下頜角等。

研究者只要透過採集大量人群的容貌數據並儲存入庫，然後輸入顱骨的各個測量數據，電腦計算就會將面部分成不同區域，自動為顱骨配上皮膚，相對應的三維眼睛、眉毛、鼻子、嘴、耳朵也會一一調取出來，附著在頭部之上，最後，一張近似死者生前的照片便在螢幕上呼之欲出。

不過，這種方法大多用於失蹤人口調查和無名屍骸的刑偵，對於席勒的案例並非最佳方案。一來，席勒生前留下的畫像不多，而且畫作品質參差，無法準確反映席勒的真實容貌，二來，此方案的主觀性依然存在，將影響鑑別的準確度。

眞相大白了嗎？

中國古代有滴血認親的說法，今天看來貌似荒誕絕倫。也有古人採用滴血入骨的方法，如果受試者的血液能夠滲入另一人的骸骨中，就證明兩人存在親緣關係。近代同樣有人使用血型來做親子鑑定，但此方法仍舊存在重大缺陷。

不過從另一方面來說，古人的做法說明他們已經意識到，檢測的對象之間可能在遺傳物質上具有相似性或者相同性，思路本身沒錯，只是古人沒有現代分子生物學的基礎，無法找到準確的檢測載體罷了。

目前而言，最準確的方法無疑是DNA檢測技術。DNA（deoxyribonucleic acid）即脫氧核醣核酸，是一種生物大分子，可組成遺傳指令，引導生物發育與生命機能運作，主要功能是儲存遺傳資訊，其指令是建構細胞內其他化合物，如蛋白質與核醣核酸的必要前提。而帶有蛋白質編碼的DNA片段就被稱為基因。人類基因組是一個結構十分穩定的體系，不管經歷多少代人，很多特徵都會保留下來。

人類有二十三對（四十六條）染色體，這些承載基因片段的染色體能製造一個生命，同一對染色體同一位置上的一對基因稱為等位基因，一般來講，一段來自父親，另一段來自母親。

人的血液、毛髮、唾液、精液、口腔細胞、骨骼、牙齒等都可用於DNA的提取和檢測。骨骼和牙齒的DNA成分甚至能存活數百年！鑑定時，只要以十幾至幾十個DNA位點做檢測，如果全部一樣，就可以確定親子關係，準確率達到九九．九九％。如果有三個以上的位點不同，則可排除親子關係，準確率可達到一〇〇％。

這種做法無疑需要上下兩代人的DNA標本，慶幸的是，科學家找到了席勒妻子及其兒子威廉的遺骸，這些屍骨的身分原本已經被確認。研究者從他們的骨骼與牙齒中提取DNA成分，再運用「聚合酶連鎖反應」（簡稱PCR）技術，讓極少量的DNA在兩小時之內大量複製幾十億倍，達到足以被檢測的數量。最後，他們使用特別的DNA探針，再次確認了席勒妻子與席勒之子威廉的親緣關係。

當然，骨骼DNA的提取需要非常嚴格的程序，實驗室人員必須戴上口罩、穿上隔離消毒服裝和帽子，要是稍有不慎，極可能把現代人身上的某些碎屑和液體殘留在樣本上，導致現代人DNA汙染，這樣得出的檢驗結果常常令人啼笑皆非。一小片骨骼樣本會先使用專門設計的電鑽打磨，分離出一小堆骨頭粉末，研究者再把這些含有DNA的粉末浸泡在特殊的藥水中，進行提純和分析。一個成功的檢測不僅可以推導出死者大致的膚色、頭髮顏色，甚至能判斷五官大小。

然而，當人們使用DNA技術來檢測那些疑似席勒的頭骨時，卻發現它們與威廉的遺傳特徵存在著很大的差異性，科學家由此認定，這些所謂的席勒頭骨都是「贗品」！

歌德身邊的頭骨一再更換，居然沒有一具是他夢寐以求的。

真正的席勒頭骨到底在哪裡？眾說紛紜。有人說，它被某位心懷叵測的生物學家暗中收藏；有人說，它還在地下沉睡。

其實對歌德來說，頭骨的真實與否無關緊要，他帶著深深的相信離開人世，深信自己與席勒將永遠在一起，他走得安詳，沒有遺憾。

如果真的有靈魂，歌德就更加不用惋惜了，因為他與席勒的靈魂必將在天堂相聚，一同賦詩，暢談文藝理論和德意志的前途，不亦樂乎？凡間的顱骨真偽之爭，實在不是他們關心的事情。

涅槃：仁術的進化

心有餘悸的冷酷終結者

阿諾・史瓦辛格
Arnold Schwarzenegger
一九四七・七・三十～

午夜的求助電話

夜色把西半球嚴嚴實實地包裹了起來。

做完一整天手術，心臟科醫師賽巴・卡爾（Saibal Kar）疲累地躺倒在軟綿綿的床上，愜意的鬆弛和滿足感讓渾身緊繃的肌肉與神經彷彿洗了一個爽快的熱水澡。

卡爾閉上眼睛，打算睡一場徹底和黑夜揉成一片的好眠，忽然，床邊的手機突兀地發出不合時宜的聲響。難道醫院又出了什麼事？今天的手術病患發生了意外的併發症？

疲憊萬分的卡爾趕緊打起精神，職業的敏感性讓這位印度裔專科醫師把一切的顧忌和埋怨全拋得無影無蹤。

「您好！是卡爾醫師嗎？很抱歉這麼晚打擾您。我是您平時隨訪的病人，我是阿諾！」病患自報名字，這個名字並沒有讓瘦小的卡爾產生任何記憶，不過那一口略顯生硬、稍帶笨拙、夾帶著德語腔調的英語，還是讓他聯想到一個人，一個魁梧又強壯的肌肉男！

「您是史瓦辛格先生嗎？」

對方的回答沒有出乎卡爾的意料，他補充道：「我今晚心慌得很厲害，不知道為什麼？我沒喝咖啡，也沒吃什麼藥，更沒做劇烈運動。」

卡爾心想，已經六十多歲的健美明星、銀幕硬漢、前任加州州長會有什麼問題？心臟方面有新毛病？他想起了史瓦辛格的病史。十幾年前，史瓦辛格的心臟出過大問題。

強悍的肌肉，脆弱的心臟

二〇〇四年某一天，美國夏威夷的海灘上人如潮湧。在這休閒度假的旺季裡，幾乎所有把精力貢獻給職場的人都拋開了煩惱和怨氣，把身心交回給太陽、沙灘與蔚藍的海水。

海水縱然是快樂的源泉，也有可能瞬間翻臉成為吞噬生命的惡魔。

一艘停泊近海的遊艇正在舉行派對，船上的香檳和果汁似乎一點都不比海水弱勢。忽然，有人驚恐地大喊：「快！救人啊！有人墜海了！」

不知道是哪個倒楣蛋，玩得得意忘形，竟然失足掉到了海裡。這個距離，沙灘上的救生員未必看得到，等他們游過來也未必趕得及準確找到墜海者。

那位不幸的客人掙扎著把腦袋伸出水面，大口喘氣，拚命呼救，四肢毫無規律地胡亂拍打著海水，卻像掉進沼澤的淤泥一樣，愈掙扎便愈陷愈深。一個浪頭打來，他的腦袋若隱若現。在洶湧的海水裡，游泳池的訓練技巧無法完全奏效，驚慌的心情更讓理論上的動作要領形同虛設。眼下，他正陷入無助的危險境地，命懸一線。

千鈞一髮之際，另一艘遊艇駛過，一個身影猛然躍入海中，濺起的浪花伴隨著強大作用力發出巨大聲響，兩艘船上的人都驚呆了。

藍色海浪中，只見那位跳水者揮動著有力的上肢，頂著浪頭的急襲，劈波斬浪地游向失足者。他像鯊魚般精準，一下子就抓住那人的胳膊，又似海豚般矯健，泳技極其嫻熟，一招一式不僅沉著而且迅猛，海水來勢洶洶，卻擋不住這鐵漢勇往直前游向沙灘的衝勁，更神奇的是，他腋下還拽著先前那位失足者呢！

幾分鐘後，勇者成功擺脫海水，抵達沙灘，他用雙手托起那位昏厥過去的溺水者，小心地放在地上。船上、岸上旁觀的人一片山呼海嘯，掌聲雷動。這時人們才觀察到，救人者果然體格不凡，不僅身材偉岸，溼漉漉的肌肉在陽光下更是彷彿一根根膨脹的、擰在一起的鋼筋水泥！此刻，他馬不停蹄做著心肺復甦、人工口對口呼吸，爭分奪秒地搶救。終於，「嘩」的一聲，墜海者嘔出一大口骯髒的胃液海水混合物，呆呆地睜開雙眼……

當晚，電視臺播放了這則新聞，播音員用煽情的口吻補充道，救人者正是現任加利福尼亞州州長阿諾．史瓦辛格（Arnold Schwarzenegger），「了解他的人都知道，阿諾是個樂於奉獻的人，如果能讓別人吃飽，他寧願自己挨餓。」

新聞似乎忘了介紹，當時的阿諾已經五十七歲了。當然，電視臺編導們也未必知道，七年前，史瓦辛格動過心臟大手術！

阿諾素來以強壯、勇猛的硬漢形象著稱，眾所周知，這樣一位「大塊頭」，他的美譽並非完全來自電影和體壇。

阿諾出生於二戰後的奧地利普通家庭。父親曾是納粹黨員，戰後在當地擔任警長。據調查，老史瓦辛格在希特勒統治時期並沒有犯下反人類的罪行，他為人謙和，沒有過火的行動，僅僅履行一位小公務員的職責所在。

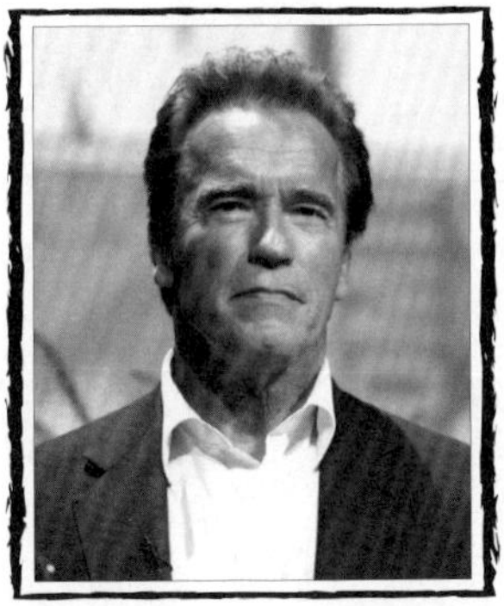

繼承了日耳曼人高大、碧眼、金髮、強壯的基因，阿諾在少年時代就已體格出眾。假使納粹機器仍在運作，這樣一副身材必定值得他們的大肆宣傳，當作日耳曼種族優越性的最好體現！當然，小史瓦辛格並沒有受到納粹的影響，他只是把興趣集中在健身體育事業而已。

在持之以恆的健美訓練和飲食調節之後，年少的阿諾已在健美界嶄露頭角，那一身讓人過目不忘的肌肉更令無數人瞠目結舌、嘆為觀止。二十歲時，阿諾獲得了環球健美及奧林匹克先生的頭銜。一九六八年，有人介紹他到美國發展，於是他進入大學修習工商管理課程，隨後並開班授課、拍攝健美錄影帶，持續參加健美比賽，在健身界名氣愈來愈大。

巔峰時期，阿諾的胸圍達五十七英寸（一百四十四公分）、腰圍三十四英寸（八十四公分）、肱二頭肌二十二英寸（五十六公分）、大腿二十八・五英寸（七十二公分）、體重二百三十五磅（一百零六・五公斤），幾乎是當代的人類巨無霸。

二十三歲時，阿諾開始涉足影壇，起初並不如意，電影票房反應平平，製作公司僅僅看中那一身的肌肉，並沒有深入發掘他的潛能和內涵。直到十四年後，阿諾拍攝科幻片《魔鬼終結者》，扮演強悍的未來機器人，塑造了冷酷的銀幕形象，又接連拍攝多部動作片，市場才逐步接受並認可這位明星，阿諾的影響力與日俱增，票房影響力也令人刮目相看。

著名電影雜誌《電影周刊》評選二十世紀最值得收藏的一部電影時，《魔鬼終結者》以最高票數位居第一。三十多年過去了，自一九八四年的《魔鬼終結者》以來，阿諾已多次拍攝續集，每部都引起轟動，造成萬人空巷。這大概與電影表現出強烈的美國式個人英雄主義風格有關。

阿諾從未接受過專業的戲劇藝術培訓，銀幕形象總是冷酷、木訥，臺詞特別少，《魔鬼終結者》的知名臺詞「我會回來的」（I'll be back.）是他留給觀眾唯一深刻的場景。他以特殊的個性和勤奮的敢打敢拚，贏得了觀眾緣，無疑讓人想起另一位動作巨星——成龍。

二〇〇三年，阿諾競選加州州長成功，跨入政壇，直到八年後才卸任。在人們對他的政績褒貶不一時，卸任後的阿諾重返大銀幕，繼續接拍電影，飾演了蒼老版的終結者。

在各種健身比賽中獲勝，從事頻繁的肌肉訓練和電影拍攝，阿諾很少覺得身體不適。直到某一次劇烈的動作後，他忽然覺得胸悶。

阿諾害怕了。那是九〇年代中期，他年近半百，對健康開始有所顧慮，常識告訴他，要注意冠心病的可能性。當年的新聞說，俄國總統葉爾辛患有冠心病，心臟血管嚴重堵塞，以致於醫師只能採取心臟繞道手術，利用將其自身的血管移植到心臟表面，以此開通堵塞的部位，維持心臟肌肉的血液供應。很多美國名人也無法逃脫此劫，比如美國前總統柯林頓也在二〇〇四年遭遇了同樣的命運，六年後疾病復發，在心臟血管裡植入支架。

阿諾明白，一身強悍的肌肉不代表真正的健康，那只是華麗的衣飾和虛榮的面具罷了，內臟器官有無問題不得而知，尤其是心臟。心源性猝死的消息每每讓人觸目驚心。

他去找了專科醫師，經過一番徹底檢查後，幸運地排除了最危險的冠狀動脈問題。但是，心臟超聲波檢查（Echocardiography）卻有了驚人發現，原來阿諾患有先天性主動脈瓣二葉畸形！

主動脈是連接心臟和外界需氧組織的唯一橋梁，人類的心臟裡，正常的主動脈瓣口共有三塊瓣膜。直觀地看，就像德國賓士（mercedes-benz）轎車的標誌。心臟收縮時，三塊瓣膜同時打開，血液由左心室進入主動脈；心臟舒張時，三塊瓣膜協同關閉，防止血液從主動脈返流入左心室。三塊瓣膜在這一連串動作中配合自如、相得益彰、缺一不可。若主動脈瓣先天性只有兩塊瓣膜，直觀地看就像人的嘴唇，只有一道裂縫，稱為主動脈瓣二葉畸形，是最常見的先天性主動脈瓣畸形，發生率約為一％。由於日積月累的血流不正常，該病常伴有主動脈瓣狹窄或關閉不全，又易導致瓣口變形，並併發感染性心內膜炎，嚴重者將導致心臟衰竭，危及生命。

阿諾聞之大驚失色，首先慶幸幾十年來沒發生重大意外，證明畸形對心臟的打擊暫時不算太大，但事不宜遲，治療無可避免。

醫師說：藥物無能為力，只有外科手術才能解決根本問題，也就是開刀換掉畸形的瓣膜。但是，到底要選擇機械瓣膜還是生物組織瓣膜呢？

阿諾毫不猶豫選擇了後者，因為機械瓣膜替換術後，病患需要終生服用一種叫華法林（warfarin）的藥物。

華法林在醫學界早已享有大名，本身就是個傳奇，醫師們對它又愛又恨。據說華法林的前身是一種老鼠藥，化學上屬於維生素K的抑制劑，能對動物的凝血機制產生拮抗作用，過量服用容易大出血，是人類為了讓該死的老鼠七孔流血而亡才開發的。碰巧的是，一位美國水兵試圖服此藥自盡而未遂。後來，科學家發現稍加改良後，這類藥物可以幫助人類進行拮抗凝血治療，有人甚至說這是上帝給白種人的禮物，因其療效在白人之中不錯，對亞洲人則稍微遜色。

由於機械瓣膜屬於異物，如不抑制凝血系統，瓣膜表面有可能形成血塊等贅生物，一旦脫落就會卡住瓣膜口，堵塞主動脈的血流泵出，令病患瞬間死亡，華法林因此成為這類病患的餘生伴侶。

可是，華法林的「治療安全窗」很窄，病患需要頻繁取血或像檢測血糖那樣刺手指尖取血，確保INR（國際標準化凝血比值）指數不會過低或過高，通常是二到三之間（正常人是一左右），低了無效，高了又怕出血，藥丸劑量調整煩不勝煩。而且華法林會被多種藥物和食物干擾，尤其是綠色植物，使用華法林時得盡量忌口，病患的生活品質將嚴重下滑。如是之故，此藥導致病患的依從性很低，醫師用起來也不太放心。

即使華法林沒有那麼多令人煩惱的條條框框，對於美國版成龍而言，那麼多動作戲要接拍，那麼多不可避免的碰撞，這也是完全不能接受的。皮下出血還是小事，萬一發生內臟出血、腦出血可就追悔莫及。於是，阿諾選擇了生物組織瓣膜。

一九九七年，心臟外科醫師為阿諾的心臟實施了 Ross 手術。該手術將病患自身的肺動脈瓣移植到主動脈瓣的位置，再用自體心包或同種肺動脈管道重建肺動脈。自體肺動脈瓣移植到主動脈瓣位置後仍可生長，證明此法有其優越性。當然，長遠來說，病患仍存在自體肺動脈瓣和同種肺動脈管道鈣化的可能性，需要定期檢測。

阿諾選擇了 Ross，終於平穩過渡，不需要終生服用抗凝血藥，也不影響拍戲、健身，甚至不影響他從政。手術十多年後，「終結者」已離開州長寶座，重返大銀幕，難道現在心臟又出現了問題？

「心悸」的發現

阿諾來到卡爾醫師的診療室，卡爾醫師二話不說，立即予以心電圖檢查，報告不出所料：心房

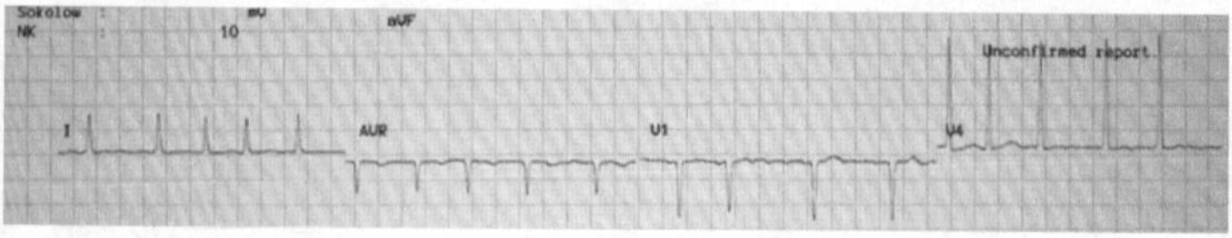

▲房顫心電圖。

纖顫（簡稱房顫）！原本整齊規律的波形，此刻變得節奏混亂，波形之間是一片大小不等的微小波幅震動——那表示阿諾的心房正快速地顫抖著。

心律不整是一個大門類，包括了很多種疾病，房顫是其中很難處理的一類，它是常見的心血管病之一，發病率隨年齡逐漸升高，超過八十歲的族群達一〇％以上。房顫不一定和二葉畸形有關，但與年齡高度相關，也和高血壓、心房大小的改變有關。換言之，即使阿諾沒有二葉畸形的毛病，到了這個歲數發病也很常見。

房顫最主要的危害是導致心力衰竭，乃至心房內形成血栓。血栓脫落後可能導致腦栓塞（俗稱中風），也是房顫最常見、最嚴重的併發症。

中風的後遺症將嚴重影響病患日後的生活品質。甲狀腺亢進病患比較容易用藥物糾正房顫，但其他原因引起的房顫較難根治，且復發率高。有的病患長期服藥試圖控制房顫發作，但這些心律藥物本身就有很大的副作用和潛在風險；有的病患發作時間長了，變成永久性房顫，不管是藥物或電除顫機都無法使其恢復到正常的心臟節奏，尤其是心臟結構已出現明顯改變者。因此，預防中風便成了房顫治療的重點。

做為預防腦中風的抗凝血藥，上文提到的華法林又一次登上歷史舞臺，從幾十年前起便在這個領域處於主導地位，不管有多少病患和醫師咒罵過它。雖然不是每個房顫病患都需要抗凝血藥，但像阿諾這樣年逾花甲、血壓偏高的人士，經醫師評估風險後，依然認為有抗凝血的必要。而現今，老舊的華法林已有了強勁的對手——新型口服抗凝血劑，不需要飲食限制，不需要刺手指或抽血檢測，比華法林簡易許多。

同樣為了演藝事業，阿諾再次拒絕了藥物治療，即使是服用新型藥物，凝血功能一旦改變，他任何過於猛烈的動作都可能導致出血。顯然，阿諾覺得自己身體狀況還不錯，雖然接近古稀之年，距離退休仍有一段日子。他閒不住！

然而，不預防性用藥，中風的危險若即若離，就算是「終結者」同樣無法高枕無憂！怎麼辦？

健康的保護傘

為什麼人類的房顫那麼容易造成腦中風呢？

原來，人類心臟左心房有個叫左心耳的附屬小室，呈帶鈎的管狀結構，心耳壁由梳狀肌形成小梁，梁間有縫隙，獨特的結構易於造成血流淤滯。顧名思義，房顫病患的心房呈現顫抖式亂跳，裡面的血會形成很多渦流，好比黃河裹挾著大量泥沙在轉彎處滾動翻騰，自然產生很多泥沙沉積。心房也是這個道理，如果血液凝固度不變，就可能在此處慢慢形成血凝塊，即血栓，而最好發的部位正是又窄又犬牙交錯的左心耳！血栓隨血流到達腦動脈造成阻塞，繼而中風。

就在阿諾一籌莫展時，心臟科醫師帶來了好消息。

科學家近年發現，封堵左心耳開口可以減少此處血栓形成的機會，最終減少發生中風的可能。基於這種設想發展起來的左心耳封堵術，因此成為預防中風的新策略，病患術後也不必終生服用抗凝血藥，手術的近、中期隨訪結果更令人備受鼓舞，具有不錯的應用前景。對於那些無法堅持服藥或出血風險高的房顫病患來說，不失為一個選項。從目前的臨床應用情況來看，左心耳封堵術的良好前景不容置疑，至少效果不比藥物治療來得差，二〇一三年底已獲美國FDA批准。

毋須吃藥，生活方便，療效又不錯，阿諾聞之大喜過望，欣然接受了卡爾醫師的建議。

二〇一五年某天，阿諾靜靜躺在心臟微創介入手術室的手術檯上。

醫師為他進行下肢皮膚徹底消毒時，順便問了一句：「您不會緊張吧？」

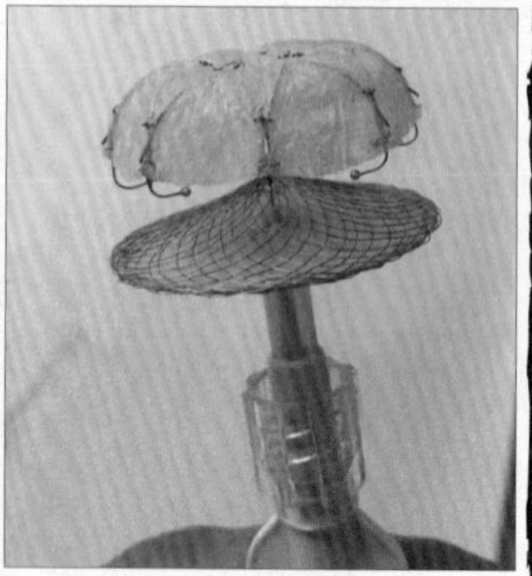

▲左心耳封堵術的專用「傘」。

「開胸手術幫心臟更換瓣膜的事我都經歷過了，這算什麼？」阿諾發出一陣爽朗的大笑。

手術開始了，卡爾醫師在阿諾的大腿股靜脈上穿刺建立通道，精細的儀器在心臟食道超聲儀的指引下穿越心房間隔，將壓縮狀態的傘狀封堵器送至左心耳開口處後，順利將之打開，隔絕左心房與左心耳。整個手術過程有X光造影與超聲波探查的保駕護航，卡爾醫師敏銳的眼睛觀察到傘狀封堵器準確到達、無脫位、周圍結構無受損後，終於長長舒了一口氣。除了一開始穿刺靜脈時有些微疼痛之外，整個過程阿諾都沒有特殊不適。

自從安裝了這個保護傘，神勇的阿諾又重新生龍活虎地在舞臺上馳騁，繼續演繹他的不老傳說了。

長江後浪推前浪

阿諾接受的心電圖檢查並非新鮮技術，而是擁有上百年歷史，現在早已普及到不發達國家基層醫院的技術。

當今醫院常用的心電圖儀幾乎都能達到簡易、方便、快捷的標準，隨著電子化程度的增加，必將愈來愈快速幫助醫師和病患。然而，這一切都是一百多年來人類奮鬥、探索的結果。

十九世紀初，當時不僅沒有心電圖儀，甚至連監測血壓都頗費周折、險象橫生。那時測血壓的手段都是侵入式、有創傷的，醫師必須把檢測用的粗大儀器插入病患的血管之內，方可得出數字。看來除非真的迫不得已，否則誰也不想量血壓。相比於今天我們安坐家中，隨意拿出手腕或手臂血壓計一套，電鈕一按就讀出數字，真有天壤之別！

其實早在一六七六年，科學家就已發現動物體內能產生電流。一八八七年，英國生理學家華勒（Augustus Desire Waller）首先發現人類心臟跳動可以產生電流，並在皮膚上做出描記，他被視為心電圖技術的開山鼻祖。

一九〇三年，荷蘭生理學家埃因托芬（Willem Einthoven）發明了第一部敏感的心電圖儀，可以在臨床上為病患檢測，此成就讓他獲得一九二四年諾貝爾生理學和醫學獎。今天，心電圖上描述波形的P、Q、R、S、T分類，正是由埃因托芬首創。

早期的心電圖極其笨拙。一臺重達兩百七十公斤的大傢伙，啟動時需要用水冷卻高能的電磁石，操作時得有五名工作人員同時伺候。病患更是「受罪」，得把四肢都浸泡在鹽水中！

如此不便當然無法推廣，早期還有醫師發明脈搏檢測儀，試圖利用槓桿原理，透過記錄手腕撓動脈的搏動波形，反映心臟的跳動節律。這個儀器能產生一些作用，也確實能夠發現某些病例，但畢竟不夠準確，因為房顫病患的心率與脈搏次數並不相等，總是比脈搏更快。

幸好心電圖儀的進化速度飛快，到了二十世紀的三〇、四〇年代，便攜式心電圖儀已經進入醫師的診療室。

從華法林到新型抗凝血劑，再到左心耳封堵術；心電圖儀從笨重到靈巧，一百多年來，人類對疾病的鬥爭從未停息，站在前輩的肩膀上，發明也時有突破，造福後人。

阿諾再神勇，終究是年屆古稀的高齡明星，他的黃金時代只屬於二十世紀後半葉。

離開飽受爭議的州長辦公室，阿諾重回影壇，很快就參與了《浴血任務2》的拍攝，他在戲裡的造型仍舊沿襲過去的路線。按照導演的說法，這部電影是為了向過去紅極一時的動作片致敬。而被致敬的人，當然包括阿諾·史瓦辛格本人。

有人見到「終結者」與另一位年紀相仿的動作巨星席維斯·史特龍（Sylvester Stallone）拍完

此片後，雙雙入院接受檢查和治療。據說，兩位「老人」在一番摸爬滾打之後，脖瘦腰疼隨之而來，不得不進醫院接受「修理」。

一種尷尬的心酸，油然而生。

新的影視紅星如雨後春筍，老英雄怎奈何得了？正如華法林當年在心血管病領域隻手遮天，今日面對眾多「後起之秀」，還有人獨獨只鍾情於它嗎？

一把鉗子的是是非非

席維斯·加登齊奧·史特龍
Sylvester Gardenzio Stallone
一九四六·七·六～

尷尬的堅持

二十世紀七〇年代初，美國加州好萊塢電影產業如日中天，來自美國各地和其他國家的各色人等，都試圖在這裡打拚自己的天下，炮製出一個個大同小異的美國夢。

在這兒，自認有才華的人多如牛毛，但面試時被當作蹩腳貨的不可勝數。產業圈內有五百多家公司，分別開設專門的辦公室。最近，他們幾乎都收到了一份裝在信封裡的簡歷。這份乏人問津的文件常是被同一個人從門縫裡悄悄塞進來的。辦公室內，香菸的煙霧升騰、瀰漫，繼而充斥得令來訪者更加侷促不安。

「你好，我是導演。我可以叫你席維斯嗎？」

「當然可以，我……我就叫席維斯，以前還有個名字叫麥可。」來試者顯得誠惶誠恐。

「你的專長是什麼？演戲？健身表演？」導演的語氣開始挑剔起來，瞅著來試者高大的身材、異常強壯的體魄。

「我可以當演員，我曾在瑞士參與過一部著名戲劇，叫《推銷員之死》，我還會寫劇本。」席維斯鼓起勇氣，毛遂自薦。

導演問起席維斯具體的參演角色和劇本代表作，令人遺憾的是，他只不過是擔任類似路人甲的角色，可有可無。回到美國後，雖然在伍迪．艾倫（Woody Allen）的電影《香蕉》中露面，卻只是個沒有臺詞的劫匪角色，也就是所謂的臨時演員。至於劇本，迄今為止一次也沒被採用。據說他的第一本劇作是《大聲歡呼 小聲嘀咕 一氣呵成》，導演光聽名字就直搖頭。

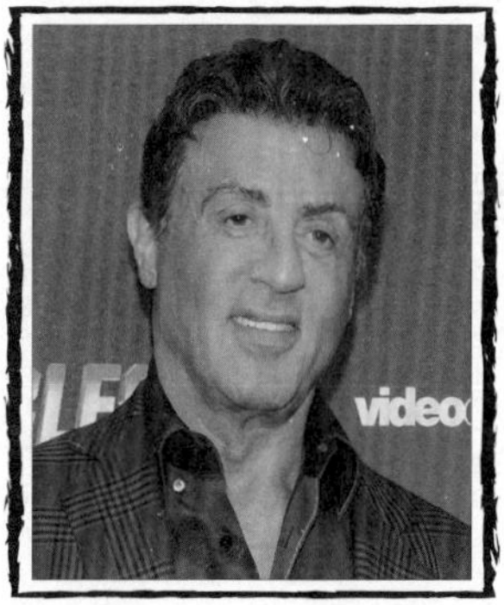

「你有演藝界的學歷嗎？」導演皺眉。

「暫時……暫時還沒有，不過我曾經自學，也在邁阿密大學戲劇系上過課，可惜還差三分才能畢業，導師最後勸我退學。」席維斯羞愧地回答。

「年輕人，經歷畢竟也是財富。你沒考慮過做別的事？在美國，可以做的事情好多。」

年輕人搖搖頭，說：「我當電影院的領座員，之前也當過動物園獅子籠的清潔員、書店工讀生……」

「我不是指這些，我是說一份固定的職業，席維斯，如果你不介意，我可以說得更直白一些嗎？」

年輕人茫然地點點頭。

「每個人也許都有屬於自己的天賦，但不是都能隨意在一個行業做下去，尤其是當演員，說實話，我不認為你具備當演員的天賦。首先，你說話不流利，語句含含糊糊，這樣怎麼當演員？還有，你的臉部表情太少，尤其是左側，像殭屍一樣，你就不能笑一笑嗎？其實啊，觀眾緣挺重要的，希望你不要在不適合自己的行業裡瞎混，畢竟票房毒藥可不是任何一個導演願意看到的。」

席維斯沮喪地聽著對方推心置腹的建議，原先極力擠出來的笑容和表情漸漸歸於死寂，原本就有點下垂的左眼瞼更加耷拉得無精打采，頓時，他覺得自己是多麼的五官不全、五音不全，這種墜入地獄的感覺雖然不是第一次，卻是摔得最痛的一次，也是摔得最明白的一次。

轉身走出辦公室之際，席維斯突然發現導演的一隻手輕輕安放在自己肩頭。

「你可以繼續寫劇本，也許在這方面進一步挖掘自己。」導演給了他今天最後一句忠告。

席維斯是幸運的，更多像他這樣懷有夢想的人連面試機會都沒有，但他也是不幸的，因為這樣的面試他碰過無數次，幾乎每一次都失望而歸。

晚上，席維斯回到和女朋友合租的狹窄套房，他對著鏡子搖頭嘆息。女朋友薩莎也是一個電影院領座員，對他的心思早已瞭如指掌，因為這已不知是第幾次了。

「你其實可以試試演廣告裡的角色，不一定非得電影，廣告的要求不高，賺錢也快。」

「試過啦！演牙膏廣告，人家嫌我一點親和力都沒有，笑都不笑一下。演警察廣告裡的壞人，別人又譏諷我只會蠻幹，完全不懂拿捏。」

「你就不能對著鏡子苦練一下表情嗎？親愛的席維斯。」

「不是我不想改進，是想做卻做不了，我的左臉簡直就不聽使喚，而且連感覺都沒有！」

「什麼？你難道有病？」

「我也不知道，可能吧，從小就這樣。」席維斯努力睜大自己無力的眼皮，「今天面試失敗，我一點都不詫異，我習慣了。相信我，我可以的，我絕不會倒下。我媽是星相家，她為我占卜，說我要打拚七年才可以出人頭地！我要當明星！我要當劇作家！」

薩莎長長地嘆了口氣，擁有這樣一位篤定的男友，她不知道應該高興還是悲哀。他面試、投簡歷，估計將近兩千次了，毫無起色，最多就是讓人賞賜一下，當一回路人甲乙丙丁，和理想完全是天壤之別。難道，殘酷的現實果真是理想的焚化爐？

想到這裡薩莎不禁眼眶含淚，欲言又止，因為還得到電影院準備上班，而她親愛的席維斯又趴在簡陋的桌子上，邊咬鋼筆、邊絞盡腦汁創作劇本——那看似空中樓閣的劇本。也許，他自己都習慣了劇本被人當作垃圾筒的廢棄物，增加環境汙染。

席維斯真的很忙，除了維持生計的瑣碎工作，他忙於寫作和健身，好為當演員塑造強壯又充滿線條的體型，他堅信不論是寫劇本還是面對銀幕，自己都有自信、潛質和能力，可以雙管齊下！

這位可憐而可敬的席維斯，究竟是天生殘疾？還是舊病不癒？

終生的遺憾

一九四六年七月，美國紐約。

燥熱的太陽烘烤著這個全世界最繁華的城市。時至今日，還沒有任何一個社會可以消滅貧困，也還沒有任何一種社會制度能夠取締貧困，二戰後雄極一時的美國當然也不例外。

那段炎熱的日子裡，一對非常缺錢的小夫妻陷入困境，原本擺在面前的是件好事，但他們拮据的經濟狀況卻讓所有的快樂全都煙消雲散。男子是義大利移民，名叫法蘭克，是個落魄的髮型師，終日酗酒，女孩潔西是歌舞團的歌女（中年後成為星相家）。兩人的收入極不穩定，再加上法蘭克肆意揮霍，他們連生小孩的錢都捉襟見肘。

懷胎十月，潔西一朝分娩。

他們去不起設備完善的醫療機構，只好求助於紐約貧民區一家慈善醫院。抵達醫院時，潔西的羊水已經破了，醫護人員趕緊把她送進產房，法蘭克焦躁不安地在外頭等待。

十幾個小時過去了，法蘭克不斷向護士打聽，得到的回答都是：醫師和助產士還在努力，潔西也在努力，只是小孩的頭比較大，出來比較困難。

惶恐不安之中，法蘭克終於等到了手術室大門開啟，他馬上衝進去。

「我小孩怎麼樣了？我老婆呢？」

「太太目前沒有生命危險，小孩產出困難，醫師只好使用產鉗助產，頭部有損傷，我們盡力了。大人、小孩都需要休養，請你保持安靜，也請你諒解。」護士一邊鎮定地說，一邊掀開被子，只見一個身軀壯實的男嬰正低聲哭著，一邊吮吸著手指，一切看起來還不錯，就是左側臉部瘀青了一片，看著令人心疼。

法蘭克內心翻江倒海，像是打翻了五味瓶，不知道到底該喜悅，還是鬱悶、憂懼。

第二天，潔西與主治大夫進行了一次很不愉快的交談。

「我兒子臉上那一大塊東西是你們弄的吧？怎麼搞的！」

「太太，妳的難產差點導致小孩和妳本人雙雙出現生命危險！我們不得不使用產鉗把他拽出來。我們醫院沒有更先進的技術和工具了。再說，生命才是第一優先。我們也是為了妳好。」

「可……可是這多難看！會有後遺症嗎？」潔西滿臉的痛苦與疑惑。

「很可能會留下後遺症。不瞞妳說，這樣的案例我們見過許多，他們日後連走路、說話都成很大問題，有的還長不大，夭折了。妳分娩時情況非常不順利，又用了許多藥物，對小孩的影響太大，我估計……估計他活不到二十歲……」醫師說得有點結巴，面對著來自貧民窟的母親，他們不害怕被投訴或被起訴，是憐憫之心讓他的語氣無法平順。

「什麼？他……他會夭折？」宛如五雷轟頂，潔西差點昏過去。

「我知道，妳和丈夫的收入都很不穩定，這樣吧，我們幫你們聯繫慈善機構，看看有沒有人願意收留這個小孩。說實話，他極可能成為你們夫妻的累贅，你們無法養活他，又沒辦法讓他治病，再說，這種創傷後遺症基本上治不好……」

然而，剛強的潔西斷然拒絕了醫師的好心建議，她決心和丈夫一起撫養孩子，而且要讓他有出息！

許多年之後，這個嬰兒不僅沒有被死神領走，而且成為世界級名人。當年的產後嬰兒醫療紀錄也隨之曝光：

男嬰，孕三十九週半，因第二產程延長及胎頭下降阻滯，予產鉗助產，出生一分鐘 Apger 評分五分，即予清理呼吸道，面罩氣囊加壓給氧，五分鐘評分八分，十五分鐘評分十分。

體檢：反應正常，哭聲稍弱，面色紅潤，呼吸平順，前囱平軟，頭頂有一個五×三公分產瘤，哭時雙側眼裂明顯大小不等，左側較右側大，左側鼻層溝變淺，口角向左歪斜，頸無抵抗，心肺體查大致正常，腹軟，肝脾無腫大，四肢肌力、肌張力正常。

診斷：(1)新生兒輕度窒息；(2)左側周圍性顏面神經麻痹；(3)產瘤。

法蘭克和潔西將他取名為麥可，後改為席維斯，費盡苦心拉拔他長大。命運之神眷顧了這個家庭，慢慢地，小席維斯不僅臉上的瘀斑消失了，而且逐漸學會走路，他的體格很不錯，平衡力也強，完全不像醫師說得那麼糟糕。從幼年時的照片來看，容貌沒多大異常，還是個長得挺好看的男孩呢。

一轉眼，十幾年過去了。席維斯成為翩翩少年，遺憾的是，母親終究無法忍受老法蘭克酗酒和毆打家人的惡習，兩人在律師見證下分道揚鑣。席維斯暫時和父親住在一起，繼續在父親暴戾的性格陰影下成長。

從小缺乏教育和溫情，又在家庭氛圍惡劣的情況下生活，席維斯在同學眼中顯得另類，更讓他自卑、憤恨和無奈的是產鉗造成的後遺症——左側眼瞼下垂，說話發音含糊不清，臉部表情僵硬。隨著年歲漸增，這些問題愈來愈嚴重、愈來愈成為障礙。席維斯還小的時候，天真爛漫的他，乃至他的家人，都沒意識到問題的嚴重性。事實上醫師當初的說法雖然過於悲觀，也暗示著顏面神經麻痺絕不是小事一樁！

周圍性顏面神經麻痹常常是因為產鉗放置不當，壓挫莖乳孔，導致傷及顏面神經與下頜神經的交叉部。產鉗產出、體重超過三．五公斤和初產，都是顏面神經麻痹的危險因素。顏面神經支配著眼眶肌肉和臉部部分表情肌，這些肌肉也間接地和口腔發聲有關。嚴重的病患往往連最基本的抬眉、閉眼、鼓嘴等動作都無法完成。席維斯出生即有典型的周圍性顏面神經麻痹體徵，長大的後遺症更是印證了這一點。

顏面神經麻痹大多為顏面神經單純受壓所引起，在目前的醫療條件下，預後良好，往往出生數小時至數天，肌肉功能即可自行恢復，不需特殊治療。有的醫師喜歡使用維生素B，也具有某種程度的促進康復作用。可惜二十世紀四〇年代的產科技術終究比不上現今，產鉗損傷屢見不鮮，也許是席維斯出生時產鉗用力過大，他受的傷害太深，無法痊癒，因此留下終生的遺憾。

家境本來就不好又來自單親家庭的席維斯，從小便在同學們的嘲笑中長大。他變得憤世嫉俗、脾氣暴躁、特立獨行，甚至參與打架鬥毆，對正規教育完全不感興趣，整個青春期居然轉校高達十次！

十五歲的他被同學和老師預言，是班上將來最有可能在電椅上終結生命的人。電椅，當然就是美國死刑犯最後的安身之處。

席維斯後來被安置到一所專門為情緒障礙少年設立的學校。在那裡，他的躁動不安終於有所減輕，原因之一就是這裡的老師引導他積極參加正規的體育訓練，除了增強體魄，也讓過多、過剩的雄性荷爾蒙和體力得到宣洩。慢慢改邪歸正的席維斯踢足球、玩健身、擲鐵餅、打摔跤，樣樣在行，還因此獲得體育老師的青睞。瑞士一間學校發獎學金給他，從而開啟了席維斯的遊學之旅。

在瑞士讀書期間，席維斯當過健身教練，雖然他的肌肉發達程度完全無法和當時的超級健美冠軍——阿諾．史瓦辛格相提並論，但無疑是個不折不扣的大塊頭，而且他的身形更自然，肌肉線條更流暢，說白了，更接近正常人而不是超人的理想狀態。

也是在那段期間，席維斯接觸到戲劇，並逐漸下決心朝影壇發展。遺憾的是，他那張本來是標準義大利帥哥的臉蛋，由於顏面神經麻痺，最終變成一張凶悍、無「情」的義大利黑手黨面孔，而且還咬字不清，這樣怎麼當演員呢？

產鉗，難道是萬惡之源？

九死一生的歷程

產鉗，畢竟是一種助產工具，從發明到現在大約有近四百年歷史。當今科技昌明，新技術如雨後春筍，產鉗仍然被使用著，沒有退出歷史舞臺，可見它在產科學的地位並非浪得虛名。

不管是東方還是西方，古代婦女每次分娩，毫無例外是在鬼門關邊緣走過一趟，尤其在沒有發明有效器械的年代。徒手和藥物顯然往往只能給難產婦女充當杯水車薪。

婦女為什麼會難產？孕婦難產泛指在分娩過程中出現某些情況，如嬰兒本身產生的問題，或母親骨盤腔狹窄、子宮或陰道結構異常、子宮收縮無力或異常等，因而導致分娩困難。一般難產分為三個類型：產力性難產、產道性難產、胎兒性難產。

難產導致的死傷不僅是家庭悲劇，甚至對國政也會產生重要影響。

一八一七年十一月，英倫老國王喬治三世（George III）已風燭殘年。長子喬治四世（George IV）是當時的攝政王，代行執政並隨時繼承王位。喬治四世無子，獨生女夏綠蒂公主（Princess Charlotte of Wales）是王位第二繼承人。若無意外，夏綠蒂和她的孩子日後將分別成為英國的國君。

當時，公主結婚已經一年半，懷孕足期後開始分娩，過程卻非常不順利。

難產持續了整整兩天，負責接生的御醫哥洛夫爵士（Sir Richard Croft）並沒有使用任何器械進行干預，即便是早已廣泛使用的產鉗也棄而不用，他只給公主喝補劑，喝大量砵酒（素有葡萄牙

「國酒」之稱，是一種加強型葡萄酒）。

期間，有醫師發現子宮分泌物變成綠色，暗示嬰兒可能有死產的危險。到了十一月五日下午九時，夏綠蒂終於艱難地從陰道誕下一個九磅重的男嬰，臍帶細小且已變成墨綠色。男嬰出生時全無生命跡象，已死去數小時了。

夏綠蒂極度虛弱，由於胎盤滯留，需要人手將其摳出。

分娩後三小時，公主開始嘔吐、頭暈。六日凌晨，她呼吸困難，脈搏不規則、精神混亂，並於當天凌晨二時去世。據上述情況分析，公主死於羊水栓塞的可能性最大。

第二年，飽受爭議的哥洛夫醫師扛不住巨大的壓力，自殺身亡。

夏綠蒂和男嬰的去世對皇室打擊極大。英國民間對愛戴的公主之死亦悲傷不已。夏綠蒂公主去世後兩年，她的堂妹維多利亞誕生。

喬治四世在若干年後去世，由於無後，不得不將王位傳給弟弟威廉四世（William IV）。威廉四世雖然和情婦生育多名兒女，但他們並不具備繼承大統的資格，而皇后所生的子女卻全部夭折！威廉四世身後，王位落到了他的侄女、已故王弟肯特公爵之女——維多利亞頭上。而這一位維多利亞，就是十九世紀叱吒風雲、見證「日不落帝國」最高榮耀的維多利亞女王（Queen Victoria）！

假設夏綠蒂未因難產後的併發症而死，也許歷史上便不會有「維多利亞時代」，取而代之的可能是「夏綠蒂時代」，整個英國史和世界史的走向又會有怎樣的不同呢？

德皇威廉二世（Wilhelm II）是德意志第二帝國的末代君主，第一次世界大戰的主要發動者之一，也是維多利亞女王的長外孫，其母為女王的長女，史稱維多利亞長公主（Princess Victoria Adelaide Mary Louise）。

許多嬰兒是頭位先出，因為嬰兒頭部直徑多半比身體其他部位大，度過了頭部這個難關，剩下的就迎刃而解，比較容易順產，但威廉出生時卻反其道而行，臀部先露，下半身生出來後，頭、手和軀幹上部還卡在維多利亞長公主的產道未能娩出，這是千鈞一髮的產科情況：嬰兒即將面臨嚴重缺氧甚至窒息死亡的危險。情急之下，接生醫師直接伸手進入產道，拉扯著威廉的手臂，硬生生把他拉了出來。奄奄一息的威廉僥倖躲過一劫，左手臂叢神經卻因此扯傷，留下「厄爾布氏麻痺」（Erb’s palsy）後遺症。

在這種情況下，損傷的多半是第五、六頸神經根，主要影響肩膀和手臂，使患兒上臂無法外展及外旋，還會有患側肢體下垂、內收，肩部內旋，肘部旋前，腕、指關節屈曲等情況。當時無法治療，功能還會逐漸退化，繼而肌肉萎縮。

因此嚴格來說，威廉二世是位殘障人士。

從流傳後世的相片可看出，威廉二世拍照時常刻意側著半身，巧妙凸顯功能正常的右手，遮掩有缺陷的左手。很多照片中，威廉二世經常左手戴著手套，讓左手看起來比較修長，有時故意用右手抓著左手，或者乾脆把左手放在口袋裡。他也喜歡用左手倚著佩劍或拐杖，分散觀察者的注意力。

不可避免地，威廉的殘疾對他的性格構成極大的負面影響。據說他長大後變得非常敏感，而且

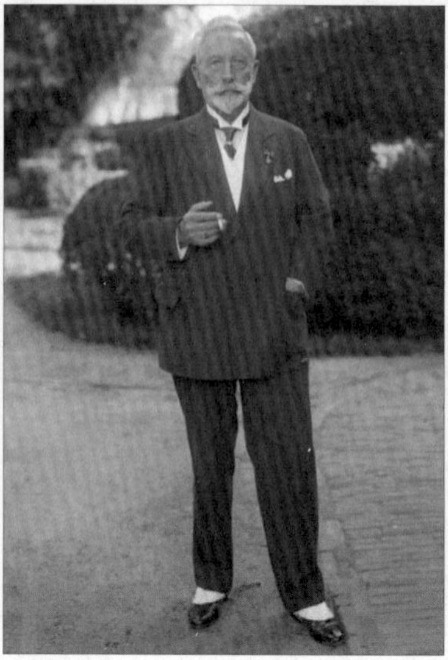

▲把手插在口袋裡拍照的威廉二世。

脾氣暴躁，喜歡一意孤行。他的興趣就像出生時用臀位一樣——過於刁鑽：比如他對於武器，尤其是槍械的喜愛達到了痴迷的程度，曾聲稱只有機關槍才真正配得上叫作「槍」，還因此自掏腰包為警衛團購置了大量的新式機槍。終其一生，他心底都有某種莫名的自卑和怨恨，也始終潛移默化地腐蝕著他的內心。

　　碰巧，接生他的是一名英國醫師，而威廉的父親腓特烈三世（Friedrich III）的喉癌又因為被英國醫師誤診，最終延誤治療而死。儘管身為維多利亞女王長外孫的他，親吻著彌留的外祖母直到她離世，他仍然在十三年後發動了第一次世界大戰，與英國人毫不留情地兵戎相見。

　　戰爭爆發的因素非常多，首要原因肯定不是威廉的個人性格，但從某種程度上來說，身殘的心理影響的確對這場災難造成加油添醋的作用。而這不幸的個案，正源於分娩時沒有使用助產工具。

神祕而偉大的發明

人類早就想過使用器械幫助產婦度過難關。限於科技的發展水準，一開始的工具往往只能用血腥和恐怖來形容。

難產和阻產都令醫師和助產士傷透腦筋，母嬰雙亡則是最失敗的結局。死胎是由於胎兒頭部過大或腦積水，使得胎頭無法通過骨盆，造成胎兒滯留骨盆，最終因為產程太長和缺氧而導致胎兒死亡。十七世紀前，產鉗和剖腹產手術還未正式出現，當時的人只能採取碎頭的方式結束分娩，盡量保住母親的生命。

文獻記載，法國著名產科醫師莫里素（Francois Mauriceau）最早描述使用儀器刺穿死去胎兒的頭顱，然後拉出死胎。他發明了一把可以刺穿胎兒顱頂的利剪，使腦漿流出後顱骨塌陷，然後用另一個器械拉出死胎。這可能是最早的碎顱鉗剪。

十九世紀後期，此器械基本定型：一把寒光閃閃的大鉗子，兩個可以張開固定的側葉中間，赫然是一把鋒利的鑽子——必要時可穿入死嬰的腦袋，把腦漿攪爛，然後鉗子收縮，將頭部壓扁，繼而拖出整個胎兒遺體！一切只是為了挽救母親。

進入二十世紀，隨著產鉗和真空抽吸技術的推廣，還有後來剖腹產技術的成熟，這些碎頭工具慢慢成為醫學博物館的古董，碎頭術徹底退出了歷史舞臺。這種方式不僅殘忍，對產婦的產道也會造成重大傷害。

不過，我們應該對前人寄予同情，難產時如不及時積極干預，很可能換來一屍兩命的災難性後果！

十六世紀末，張伯倫（Chamberlen）家族由於宗教原因，從法國北部被迫移民到英國定居，他們世代行醫，尤其擅長外科和產科。這個移民家族的第二代出了兩位名醫，名字都叫彼得，史稱大彼得和小彼得。

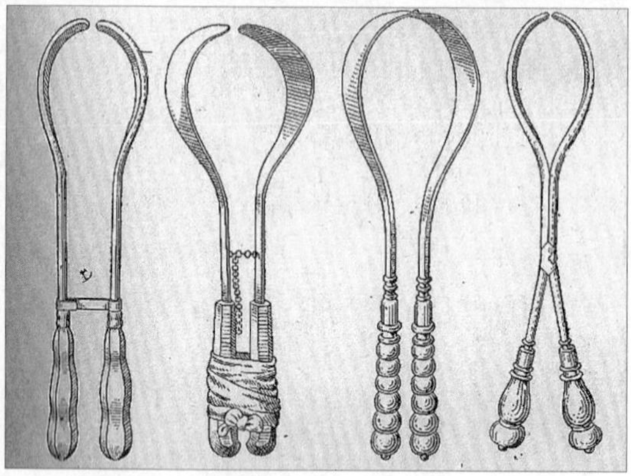

▲早期各種型號的產鉗。

據考證，大彼得．張伯倫在十七世紀早期已發明了產鉗這種助產工具。為了壟斷這門技術，他們一直將其視為寶物，祕不示人。有哪一家請他們助產，張伯倫家便帶著用箱子包裝好的產鉗進入產婦家中，並將家人一一阻隔在產房門外，更誇張的是還用黑布蒙住產婦的眼睛，防止她偷窺到神祕的器械。

分娩時，產婦家人在門外常聽到乒乒乓乓的金屬撞擊聲，卻對裡面的情況一無所知，百思不得其解。這種器械的使用確實減少了很多悲劇的發生，自然也促成了很多喜事，於是人人仰慕張伯倫家族，富人更是不惜一擲千金。張伯倫家由此致富，成為靠技術賺錢的富豪典範。

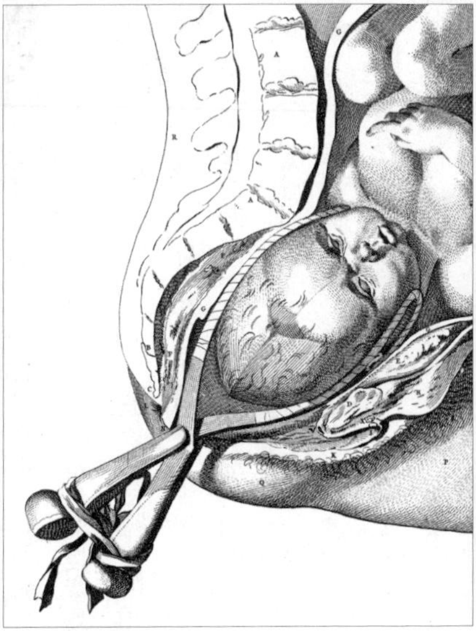

▲ 產鉗的基本原理圖。

到了十八世紀前中葉，隨著張伯倫家族的沒落與最後一位家族成員離世，紙終於包不住火，世人終於得以一窺產鉗的廬山真面目。緊接而來的就是這種技術的廣泛應用。擅長統計和分析的西方人還早早寫出了許多篇論文，總結產鉗技術的利與弊。

從發明到現在，產鉗的基本形制和設計理念大體一致：主體結構分為兩個扁平稍稍彎曲的葉，兩葉之間可形成與胎兒頭大小類似的空間。將胎兒頭環抱保護在其中，以免胎兒頭部受擠壓。當產鉗的葉片被鎖住後，將輕柔且牢固地套住胎兒頭部。助產者隨即手扶鉗柄，輕輕向外牽拉，幫助產婦將胎兒頭分娩出來。一旦直徑最大的胎兒頭部產出，身體其他部分娩出也就水到渠成了。

當然，早期的產鉗技術不太成熟，使用的風險依然不少，醫師們很多時候還是仰仗天命。就拿十八世紀使用產鉗聞名的威廉·吉法德醫師來說，在他最後十二個月的行醫紀錄裡，二十一名嬰兒出生後就夭折，三十七名存活的嬰兒中，他本人承認有五名受到產鉗造成的各種外傷。

在產鉗的發展史上，人類先後使用過高位產鉗、中位產鉗和低位產鉗，前兩者已在現代社會成為歷史，畢竟它們進入母體的位置過深，造成的創傷太大，對母嬰同樣不安全。低位產鉗適用於胎兒頭骨已到達骨盆底的情況，目前仍有使用價值。除了雙葉，也有人使用單葉產鉗，拯救母嬰於水火。無論怎樣設計，產鉗的優點和缺點都同時存在，對操作者來說，它的技術要求很高，非熟練者無法完成。

產鉗助產適用於以下情況：胎兒子宮內缺氧、產程停滯、母體出現併發症（如心臟病、高血壓病等）、巨大兒、瘢痕子宮、臍帶脫垂、真空吸引術失敗等需要盡快結束分娩的時刻。產鉗助產術對避免胎頭在盆底過度擠壓造成缺氧、顱內出血及新生兒窒息等嚴重併發症來說，具有重要意義。

在積極縮短產程方面，低位產鉗有剖腹產及胎頭吸引術無法比擬的優勢，主要是因為準備時間較短，對新生兒窒息的盡早復甦能發揮舉足輕重的作用。正因如此，真空吸引和剖腹產沒有辦法在手術能力不足的小醫院完全取代產鉗來助產。

當然，產道撕裂傷和胎兒頭面部的損傷，也是產鉗術無法徹底避免的。放置產鉗前，將產鉗的凸凹面均勻塗上潤滑油，置鉗動作輕柔，順應骨盆壁的形態及胎頭輕輕滑入，置鉗及卸鉗時盡量把作用力貼向母體骨盆側，將能減少部分併發症的發生。

隨著現代科技的發展，從總體趨勢來看，產鉗的使用的確愈來愈少，甚至有些歐美國家已禁止使用，但由於其特殊優勢，仍是不少國家和地區的產科必備工具之一。

一九四六年，席維斯出生時被產鉗夾傷留下後遺症，並不算是非常罕見的情況。

堅持，才是希望的源泉

時至今日，產鉗早已不是先進的助產工具，還有更多設備可以讓醫師和產婦選擇。這一切自然得益於科學家和醫師們的努力不懈。

而那位叫席維斯的年輕人，面對無數挫折依舊不斷奮鬥，尋求突破。為此，他潦倒地睡過公園和大街；為此，他曾被無數演藝界大老嘲諷，甚至被逐出門；為此，他被同一位導演拒絕了二十次！

一九七五年某一天，二十九歲的席維斯偶然看到一場電視直播，那是拳王阿里和一個無名小卒的對決，這場拳擊比賽並沒有像觀眾預測的那樣一面倒，「無名小卒」頑強地抗擊了十五回合才光榮倒下，贏得了阿里的尊重。

這個場面立刻啟發了當時找不到出路的席維斯，一絲光明突然在他腦海中閃現，讓他寫下劇本《洛基》，而且僅僅三天就一氣呵成。這是一個描述落魄拳手洛基挑戰拳王的故事，而洛基的生活經歷，其實就是席維斯崎嶇人生的寫照。

這樣一部真誠的作品很快就打動了不少有識之士，紛紛向席維斯拋出銀彈攻勢，但他們只青睞劇本，對席維斯本人毫無興趣，購買劇本的前提條件是：他們要找明星來演洛基。

固執的席維斯拒絕了兩百萬美金的高價，堅持自己來演，他心底篤定追求的除了編劇夢，還有演員夢！

結果，只有一家公司抱著試試看的心態，願意以極低的投資額幫助席維斯拍攝這部影片，並讓他飾演主角。畢竟當時沒有任何人相信這位面癱的人能在銀幕上大放異彩。

命運又一次和好萊塢開了個玩笑。

《洛基》一戰成名，獲得一九七七年好萊塢奧斯卡金像獎最佳影片獎。席維斯也獲得最佳男演員提名，這是他從影至今獲得的最高榮譽，距今正好四十年。

奇怪的是，從他踏入影視圈到一舉成名，果真用了七年，就像他母親占卜的那樣！

今天，只要家裡有電視的人幾乎都認識席維斯・加登齊奧・史特龍（Sylvester Gardenzio Stallone）。

成名後的他一鼓作氣，連續拍了《第一滴血》等系列，成為知名動作巨星，以無畏的硬漢和戰士形象徹底征服了無數觀眾，甚至成為美國總統雷根、小布希的座上賓。

也許演員的個性和差異化非常重要，在同質化的時代，觀眾口味時不時改變，而面無表情、聲音含糊、性格剛毅，甚至帶有叛逆衝動的「洛基」、「藍波」，能點燃觀眾另一種說不清、道不明的情趣，席維斯那種陽剛之氣和堅毅不拔的氣質，確實是一般奶油小生完全不具備的。但這一切，難道不是他的坎坷經歷磨練出來的嗎？

沒有那把鉗子，他不會來到這個世界上；沒有那把鉗子，他不會飽受磨難，成為今天縱橫影壇的席維斯，最多是個曇花一現的小角色。

他，絕不會恨這樣一把鉗子。

話說回來，產鉗注定只是人類醫學史上的過客，很有可能在不久的將來面臨被徹底淘汰的命運，那時候，它真正的家就是博物館了。這一天的到來，必然也凝聚著無數科學家和醫師的不懈追求、創新和探索。

世上沒有一蹴而及的成就，只有鍥而不捨的堅持才能打敗前進的障礙，正如席維斯的成功，最終靠的是持之以恆的努力，而不是占卜術。

無心插柳的印象派大師

克洛德・莫內
Claude Monet
一八四〇・十一・十四～一九二六・十二・五

一次精巧的手術

二十世紀二〇年代，巴黎。一個平靜的下午，八十三歲高齡的畫家克洛德・莫內（Claude Monet）靜靜躺在手術床上。

護士調好燈光，用一塊潔淨的白布蓋住畫家的臉，只有中間一個小孔讓他的右眼露出來。護士不緊不慢地用消毒液在右眼眶周圍一遍又一遍清潔。

「先生，您會緊張嗎？」

「我？哦不，我一把年紀了，什麼生死沒見過？緊張什麼？」

「但願您能繼續創作出美麗的畫。」護士說。

「上帝保佑！」老人深深吸了一口氣。

這時，醫師穿好了手術衣，走到病患面前，簡單寒暄後，開始把散瞳藥水滴入莫內的右眼，再噴上些許表面麻醉的藥水。

時間一分一秒過去，醫師聚精會神地觀察，見瞳孔已經散開，便把對焦燈投射到老人的右眼，戴上手套，開始手術。

「感覺怎麼樣？有點疼嗎？」醫師用鋒利的針尖輕輕刺著眼角膜，關切地問。

「一點點吧，可以接受，謝謝。」老人的聲音略微含糊了些。

醫師見病患沒有太強烈的反應，便大膽操作起來。他小心翼翼地用眼科手術刀劃破眼球上部的角膜，切出一個很小的傷口，細如毫毛，只有像他這樣專業的醫療人士才做得到，接著他一邊割一邊要護士把滲出的鮮血用紗布抹去。強烈的燈光之下，他一層層割開老人的眼部組織。

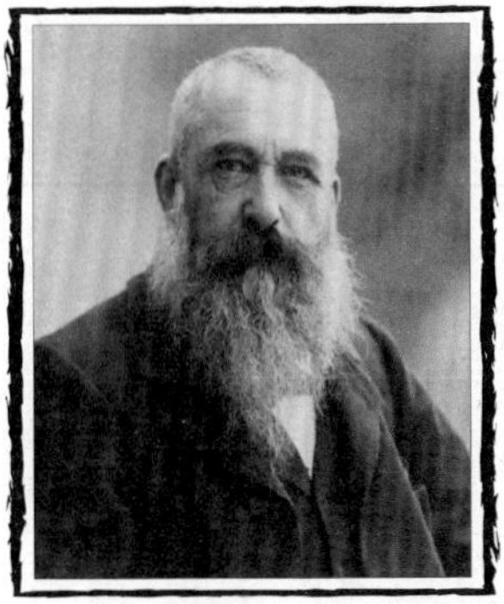

「瞧，這就是我要找的！」醫師的手嫻熟地深入撥弄，儘管早已不是第一次成功做到這一步，嘴裡還是忍不住興奮地說著。他換了一個精細的小鑷子，夾住病患角膜後面一小塊黃白的小粒子。

「小心！小心！您慢點。」護士輕聲說。

醫師一邊撐開傷口一邊夾著「獵物」，用盡最大的耐心和輕巧，一點一點地用眼科剪刀剪斷小粒周圍如髮絲般的韌帶。

「好了！大功告成！」醫師長長舒了一口氣，只見他靈活地用鑷子輕輕一拽，就把那黃白色的小東西鉗了出來，放在玻璃皿上。

「尊敬的莫內先生，手術已接近尾聲，我再幫您縫合角膜傷口就可以了。多休息，別把眼睛上的紗布弄髒、弄溼，兩天後回診。」醫師額上滲出辛勤的汗滴，臉上緊張的表情倒是煙消雲散了。

「謝謝！您是把我的病眼剖開，取走了壞死組織嗎？」

「沒那麼複雜，您沒有壞死組織，我只是打開一點小缺口，把老化渾濁的晶狀體取走罷了，日後您的視力將有所恢復！待會兒您用左眼就能看到那一小塊顆粒，它是導致您看東西模糊的罪魁禍首。」醫師信心滿滿地回答。

故事說到這裡，不禁讓人想問：莫內究竟得了什麼毛病？為什麼要讓醫師取走他與生俱來的晶狀體？這次手術成功了嗎？

老畫家最難接受的病

一八八三年四月，法國著名畫家莫內搭乘火車路過塞納河畔的吉維尼小村，窗外的美麗景致深深吸引住畫家，莫內決定搬到這裡定居。他找到一塊土地，建了一座花園，園中開掘一口池塘，種上蓮花。從此，被後世稱為「印象派大師」的畫家餘生就在這兒度過。吉維尼也沒有辜負畫家對它的垂青，賦予莫內靈感，讓他創作出大量優秀作品，如《睡蓮》系列。

今天，莫內的作品依然深受世人喜愛。人們亦不難發現，他的繪畫風格在前期和後期似乎產生了重大變化。他早期的成名作《日出．印象》裡，一輪紅日在晨霧籠罩的港口冉冉升起，海面上映出一縷橙黃色的波光，大片淡紫和灰藍的色調延伸出橘紅色的雲霞，色彩何等亮麗。但他晚年的作品，色彩差不多全都是陰暗的，甚至變得朦朧模糊，多呈深棕色和紅色。是什麼原因使莫內的創作發生這樣的變化呢？這點一直讓後人迷惑不已。

古語有云：「失之東隅，收之桑榆。」大師雲集的西方近代繪畫界，這種情況居然也出奇地存在。

從欣賞的角度看，有人理解成畫家早期較為遵循現實主義的風格，因此畫作更接近寫實的意象；到了後期，由於畫家的境界不斷昇華，他的視野已經不再局限於眼前的真實一景，因此很可能在畫作中賦予了更多的個人感情色彩，帶有抽象化的意味。不過，畫畫畢竟是一門視覺藝術，和純文學創作不同，它強烈依賴著作者的生理功能，莫內也是如此。

眼睛是人類的靈魂之窗，對畫家來說，眼睛既是靈魂中的靈魂，也是他們片刻不能離開的合作夥伴！偏偏，莫內晚年飽受眼疾之苦。

他的病始於一九〇五年。這年年初，六十五歲的莫內感覺看外界的事物時，色彩變得和以往不一樣，之後愈發覺得視物模糊、視力衰退。一九一二年，眼科醫生診斷他患了「白內障」。此後，莫內的眼睛每況愈下：視力無可奈何地下降，一切如墜霧中，使畫家非常苦惱。

他曾不止一次提到自己視力惡化的問題，還不得不憑記憶中調色板上的顏色順序來作畫。一九一四年的一封信中，他說自己感覺色彩已經不再像以前那樣強烈了，「紅的變得像泥一樣渾濁，我的畫作也愈來愈陰暗。」

法國眼科醫師為他滴眼藥水，讓瞳孔放大，這能讓更多的光線進入眼球，短暫增加視力，最初效果固然很好，但藥水的功效無法持久。莫內只好接受醫師建議，在一九二三年一月做了一次右眼手術。可是，手術後他的視力並未如想像那樣恢復，令他十分失望沮喪。

白內障究竟是什麼病呢？為何會影響莫內的創作？為什麼如此精細的手術卻療效不佳？

照相機鏡頭，非同小可

白內障，本質上是眼部的晶狀體發生了渾濁。

人類的眼睛好比一部照相機，晶狀體如同相機的鏡頭，而視網膜則相當於底片膠卷。晶狀體的作用是令觀察目標聚焦在其身上，再透過折射作用投射到視網膜上形成清晰的影像，從而被大腦感知。人的近視、遠視都和它有關。當晶狀體變得渾濁時，影像便隨之變得模糊。

晶狀體是由蛋白質構成的，透明晶亮，具有調節光線的功能。此外，它也是一個有生命的組織，上皮細胞具有再生功能。然而，經過長年累月的增生，晶狀體的密度會愈來愈高，彈性則愈來愈少，透明度隨之下降，日趨渾濁，甚至內核硬化，導致光線被遮擋，因而形成視力衰退的白內障病。

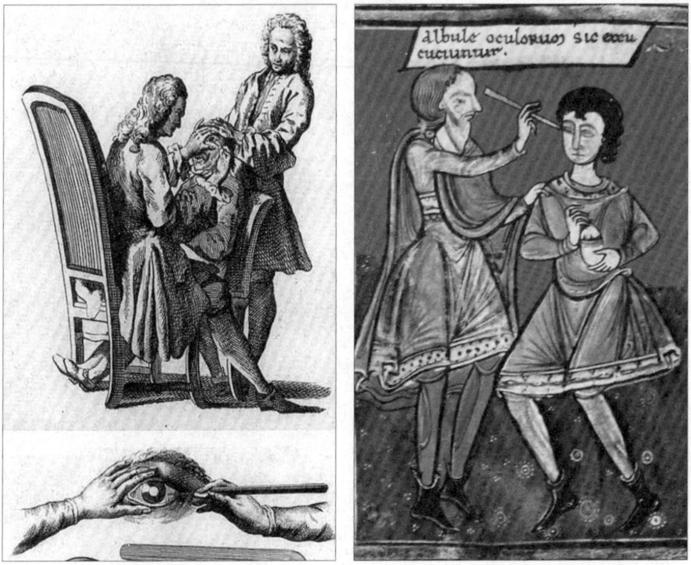

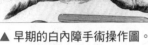

▲ 早期的白內障手術操作圖。

這就是典型的「人老珠黃」。

白內障通常可分為先天性與後天性兩種，其中以後天性的老年性白內障最常見。老年性白內障是一種自然老化現象，據統計數據顯示，目前國人白內障罹患率，五十歲以上有六〇％，六十歲以上有八〇％，七十歲以上則高達九〇％以上，老年性白內障是老年人很普遍的疾病。在美國，每年至少有四十萬以上的白內障病患接受手術治療。

此外，創傷（包括眼科手術引起的創傷）、使用類固醇藥物、罹患糖尿病、長期暴露在紅外線或者射線下等因素，都可造成後天性的白內障。

白內障早期的症狀有視力模糊、色調改變、怕光、眼前有黑點、複視等，晚期症狀則為視力障礙日深，最後只能在眼前辨別手指數目或僅剩下光感覺。

由此可見，晚年患有白內障的莫內，其創作、生活是何等艱辛。色彩的運用奠基於畫家對色彩的認知。莫內的用色從亮麗到陰暗的變化，正源於他眼中看到的顏色已經起了變化，這種變化在他晚年創作的《睡蓮》等畫作上可得到切實的證明：不僅色調，甚至亮度也顯得渾濁而陰暗；此外，因為對比感減弱，描繪的形體、輪廓全部顯得含糊不清。朋友們回憶說，當時的莫內只看得到白色和綠色，藍色已經變暗或變成紫色，早期作品中那種光感和氛圍感已不見蹤影。換言之，莫內畫作裡出現的模糊、黯淡，很可能正是他「忠實記錄」著自身所見景象的結果。

可見，視力影響了莫內對色彩的運用，從而改變了藝術效果，有可能在無意中形成了獨特的印象派風格。

征服頑疾，長路漫漫

白內障當然不是新出現的頑疾，人類早就深受此疾困擾，在歷史長河中一直試圖征服它。不同於許多疾病的治療長期與藥物糾纏，人類很早就關注到用手術的方式解決白內障。

據說，白內障手術的最早紀錄出自《聖經》和古印度史料。西元前七世紀，古印度出了一位類似中國扁鵲和華佗般的神醫——蘇胥如塔（Sushruta），他的拿手好戲就是白內障手術，當時即聞名遐邇。為了順利完成手術，蘇胥如塔在經驗的積累之上，創製了一款叫作 Jabamukhi Salaka 的特殊工具，專用於白內障手術，這是一種用來鬆開晶狀體並將其推走、移動的彎形針。據史料記載，蘇胥如塔為病患實施手術之後，病眼要先用溫熱的黃油浸泡，然後再紮上繃帶。雖然這種方法在一些病患身上取得了成功，但蘇胥如塔警告，白內障手術只有在絕對需要的情況下才可以進行。至於他指的「手術絕對適應症」（indication）到底是什麼，和現代的有何差別，則是醫療史專家深感興趣的話題。

另一方面，蘇胥如塔的開創性手術也為後世治療白內障開啟了思路大門。

原來，根據晶狀體的變化，白內障一般可以分成初發期、膨脹期、成熟期、過熟期四個階段。如果成熟期持續時間過長，經數年後，晶狀體水分會繼續丟失，體積縮小，囊膜皺縮，出現不規則的白色斑點及膽固醇結晶。晶狀體纖維則會繼續分解液化，呈乳白色甚至棕黃色，此時的晶狀體核會沉於囊袋下方，甚至可隨體位變化而移動。當晶狀體核下沉後，原先被渾濁的晶狀體阻擋的光線就能進入眼內，病患視力將突然提高，貌似不治而癒，實際上眼睛的風險愈來愈大，因為那些自然掉落在眼球其他位置的晶狀體會被免疫系統攻擊，誘發炎症和青光眼，後果極可能導致失明。

古人很早就觀察到這種病患眼球的反常現象，顯然也從中得到了啟發。蘇胥如塔的白內障手術原理，就是以人為方式讓病變的晶狀體脫離其原有位置，避免遮光，改善病患的視力。

有人會問，相機的鏡頭被取走了，還能拍照嗎？其實，人體器官的構造遠比相機複雜，而且更有靈活性、適應性。渾濁的晶狀體被移動或剔去，反倒能讓光線順利抵達視網膜，只是沒有了晶狀體屈光調節的作用，病患相當於被人為改造成一千九百度左右的遠視，但總比白內障時的視力好些，畢竟遠視可以透過戴眼鏡矯正。

以治療白內障為例，古印度的眼科學已十分先進。與西域交通頻繁的唐代（甚至更早的時候），印度眼科學便已隨著佛經傳入了中土。有趣的是，唐朝人患眼疾，求助於印度（天竺）醫學似乎十分普遍，其中就有「金針撥障術」，又名「金篦」術，這是中國古代醫學家研習印度眼科學之後，針對白內障施行的一項改良手術。

從古籍的記載來看，白內障患者接受這項手術後，一般都能改善症狀，成功率達六〇%左右。唐代孫思邈的《千金方》和王燾的《外臺祕要》對此均有記載，民間享有盛譽。唐代有些詩人在作品中曾多次提到「金篦」術，如杜甫的〈秋月夔府詠懷〉有「金篦空刮眼，鏡像未離銓」，以及〈謁文公上方〉的「金篦刮眼膜，價重百車渠」。李商隱的〈和孫樸蟾孔雀詠〉也有兩句「約眉憐翠羽，刮目想金篦」。

享年五十八歲的杜甫體弱多病，中年後患有糖尿病，晶狀體有毛病不難理解，儘管常常饑寒交迫，但還是有可能接受過白內障手術，詩作估計是他的真實體會。至於李商隱，享年僅四十五歲，他是否得過白內障並有親身治療的體會，目前存疑。

「金針撥障」就是用特製的針將晶體周圍的懸韌帶撥斷，造成晶體的脫位，使游離的晶體下沉到眼部玻璃體腔內，讓光線不被阻擋。不過，站在今天的科學角度看，金針撥障只能暫時解決部分問題，無法徹底治療視力障礙，而且由於晶狀體殘留在異位，眼內炎症反應時有發生，反而在日後更加損害病患的視力。

歐洲人對白內障及其手術的認識較印度和中國晚很多，但在文藝復興之後急起直追，對於眼睛細微解剖結構的認識，已是長江後浪推前浪。

一七五三年，法國醫生戴維爾（Jacques Daviel）完成了世界上第一臺傳統白內障囊外摘除術，標誌著古代白內障手術的終結，人類已進入近代白內障手術時期——將渾濁的晶狀體取走，不再讓它殘留在眼睛內。

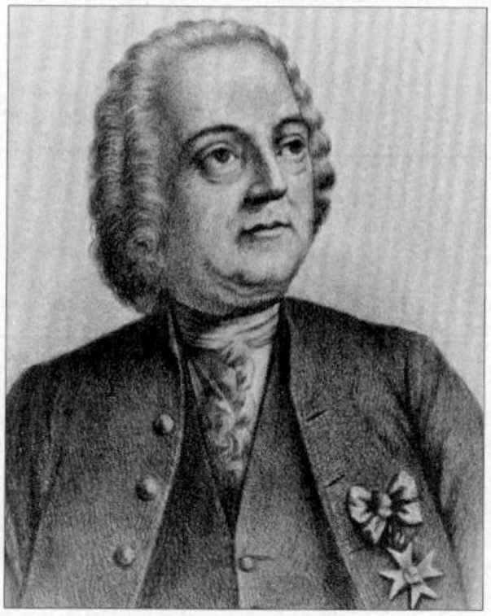

▲法國醫生戴維爾完成了世界上第一臺傳統白內障囊外摘除術。

不過，歐洲人的手術剛開始時其實比較粗糙，傷口過大，創傷過深，又沒有麻醉藥的支持，更缺乏無菌觀念，有的醫師甚至直接用手指把晶狀體擠壓出來，使得手術的併發症非常嚴重。

莫內開刀時，白內障手術已較前期進步，但仍有缺陷，因為人們還沒發明可以替代原有晶狀體的物體，亦未開始應用消滅病菌的抗生素；於是，病眼的感染導致出現新問題，傷口因此癒合不佳，對視力仍舊構成威脅。

有志者依舊走在探索的道路上。

二戰期間，英國醫師哈洛・瑞德利（Harold Ridley）注意到飛機擋風玻璃異物雖然長期殘留於飛行員受傷的眼睛裡，卻能保持穩定，異物對周圍

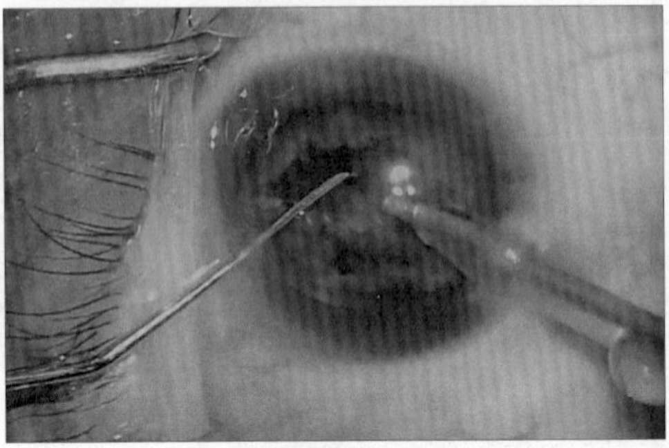
▲現代的白內障手術過程。

組織的刺激不明顯，由此受到啟發，發明了人工晶狀體。一九四九年，他將首枚玻璃人工晶狀體植入病患眼內，開創了白內障手術的新紀元。可惜當時莫內已經去世二十多年了。從那時至今，儘管材料和器械早已更新換代，白內障手術的基本原理沒有再發生大的改變。

莫內一生畫筆未停，簡直就是繪畫界的文學巨匠巴爾札克（Honoré de Balzac），但他的第二任妻子在一九一一年不幸去世，長子於一九一四年亡故，這些沉重的打擊都嚴重加劇了莫內眼部的頑疾。儘管如此，他的畫筆從未放下，只是筆下的蓮花愈畫愈大。莫非這同樣是眼病造成的影響？

去世前三年，莫內忍不住煎熬，接受了白內障手術，據說術後他看到了常人難以覺察的紫色，便把這種感受帶到創作中，甚至重新繪製了部分作品，睡蓮的顏色更深了。

無獨有偶，幾乎和莫內同時代，法國誕生了另一位印象派畫家艾德嘉・德加（Edgar Degas），此君同樣是十九世紀最偉大的藝術家之一，曾以精美的油畫和粉蠟筆畫聞名於世，最著名的畫作便是《舞者》系列。

一八七〇年，普法戰爭爆發，德加加入國民軍，在戰爭中不幸被刺傷了雙眼。到了晚年，他那因戰爭受傷的雙目視力日益惡化。頂著痛苦，德加開始逐漸嘗試用觸覺進行藝術創作，用製作雕像來繼續一生的主題——芭蕾舞者系列，用雕塑表現舞者的優美舞姿。這些作品同樣取得巨大的成功，以至於有後人評論道，德加要是一開始就當雕塑家，會比當畫家更有成就。

如果莫內活在中國的唐代，他的苦痛能得到某種程度的緩解嗎？由此，他的畫作又將展現出何種風格呢？

傷透了「心」的將軍總統

德懷特．大衛．艾森豪
Dwight David Eisenhower
一八九〇．十．十四～一九六九．三．二十八

政治家的隱情

疾病也許是政治家最見不得人的事情之一，隱瞞則似乎是他們的傳統。

二〇一六年初，競選美國總統的希拉蕊（Hillary Clinton）在臺階上滑了一跤，在身邊幾位助手的幫助下才勉強走上臺階。不幸的是，發達的傳媒沒有放過這一幕，這組「事故」照片在全球不脛而走，引發選民對希拉蕊健康問題的質疑。而希拉蕊的最大對手、共和黨候選人唐納．川普（Donald John Trump）多次藉健康問題攻擊希拉蕊。據稱，希拉蕊曾在二〇一二年因腦震盪引發腦血管疾病，腿部也患有深靜脈血栓，還得了甲狀腺功能衰退。面對這些評論，希拉蕊一律予以否

認，但她最終的落敗或多或少和這些負面報導有關，美國人顯然不大願意選擇一位病榻上的政治家當總統。

六十年前，英國首相邱吉爾身患中風住院，他的團隊對外公布的訊息是「首相用腦過度」，需要暫時休息，然而邱吉爾糟糕的健康和老邁的現實，終於迫使他在任上就開始考慮放棄權力。

一九五五年九月底，一則不大引人注意的新聞出現在美國媒體上：白宮發言人聲稱，時任美國總統的艾森豪因為「夜間消化不良」住院，暫時停止工作。美國民眾對此似乎並不太關注，因為不久後，他們的總統又重新出現在記者的鎂光燈下。多數人並不知道總統在那天晚上究竟發生了什麼事。

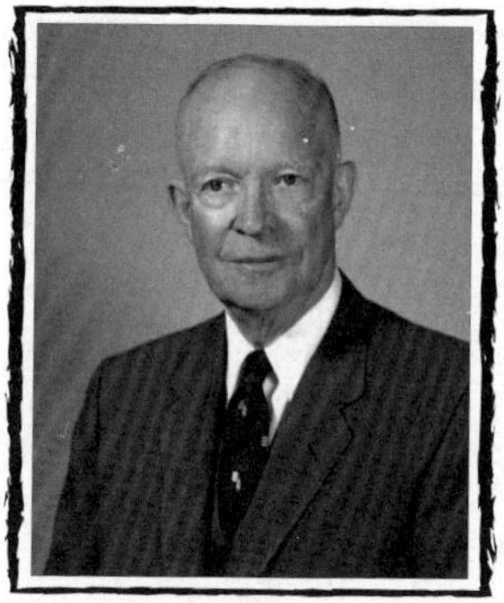

德懷特・大衛・艾森豪（Dwight David Eisenhower），美國第三十四任總統（任期一九五三～一九六一年）兼陸軍五星上將，曾任二戰期間盟軍在歐洲的最高指揮官以及北大西洋公約組織部隊最高司令，退役後參選總統，也是進入二十世紀後迄今為止，美國唯一一位將軍總統。

九月二十三日，艾森豪帶著一群朋友在他的莊園打高爾夫球。總統球技精湛，儘管已經年逾花甲，軍人出身的他依舊精力旺盛，再加上賓客有意謙讓，他的興致很高，一桿又一桿，揮汗如雨，揮桿如風。

傍晚時分，艾森豪感覺左側肩部有些許不適，似乎隱隱作痛，某種莫名其妙的感覺從左胸蔓延到左肩部，說實話，那不是什麼撕裂、刀割般的痛苦，倒像是石頭壓迫的感覺。但這對於西點軍校畢業的高材生來說，簡直小菜一碟，當年刻苦軍訓時，類似狀況何止千萬？忍一下，休息一會兒，什麼都會熬過去的，甚至連藥物都嫌多餘。艾森豪見天色已晚，眾人臉帶倦容，自己也的確有點不舒服，一揮手，終止了高爾夫球，一同聚餐去。

傳統的美國大餐豐盛且味道濃厚，賓主在刀叉酒杯的碰撞中大快朵頤。晚上九點多宴席散後，意猶未盡的艾森豪忽然覺得上腹部不適，陣陣悶痛襲來。他趕緊到臥室躺下，夫人梅米（Mamie Geneva Doud Eisenhower）端來一杯熱水。

「親愛的艾克，怎麼回事？」梅米關切地問。

「胃疼發作了。有點難受……可能晚餐吃太飽。」

「抽屜裡面有胃藥，需要時吃一點。」

「謝謝。當年打希特勒時，胃病常犯。前幾年競選總統時也發作過不止一次，休息一下，忍忍就過去的。」艾森豪用軍人特有的堅韌語氣回應了妻子。

他從容地脫去外套，靜靜拿被子蓋上已經六十五歲的身軀，閉上眼睛，遙想自己輝煌的過去——北非戰場的寶劍出鞘、諾曼地的運籌帷幄……極力不把注意力放在肚子上。

然而，病情是不以人的意志為轉移的。一個小時後，艾森豪感覺上腹痛愈加劇烈，而且不是陣發性，是持續性！雖然沒有噁心、嘔吐，但他就是覺得情況不對勁。他撥了私人醫師施耐德的電話。

施耐德很快就來到艾森豪床前。夫人梅米正握著丈夫的手，焦慮地私語著。施耐德詳細聽取了總統的主訴，將手放在總統胸骨前的劍突下，輕輕按壓了幾下。

「疼嗎？這兒。我按的時候，感覺如何？」

「似乎和按下無關，疼痛是從裡面出來的。先生。」艾森豪說話的力氣比平時明顯小了很多，「我下午左側肩部隱隱脹痛，但沒吃止痛藥，我知道止痛藥都傷胃。」

看似一句很尋常的話，聽在經驗老到的施耐德耳中，卻是一條比黃金貴重百倍的重要線索！他趕緊請護士推來一部心電圖機，嫻熟地把一些電極球囊連接到艾森豪身上。

隨著機器的燈光一閃一閃，施耐德聚精會神判讀著打印出來的心電圖。頓時，他神色凝重，前額涔涔滲出冷汗。

「情況不妙！總統先生，您的心臟出了大問題！」施耐德猛地站起來，像給嫌疑犯宣讀最終判決似的。

「不至於吧？我是這裡疼，不是這兒呀。」艾森豪丈二金剛摸不著腦袋，手指慌亂地比劃著自己的劍突下和左前胸的心臟。

「以後有機會我再向您解釋！現在聽我的，馬上住院，熬過今晚再說！」施耐德不再理會眼前這位久經沙場的名將，用命令的語氣把艾森豪所有的僥倖心理統統趕走。於是，一輛神祕的救護車風馳電掣駛向艾森豪的莊園……

人們完全不知道發生什麼事，只知道第二天下午白宮公布「總統胃腸不適」的發言。

那個詭祕夜晚發生的一切，直到很多年後才在施耐德的回憶錄裡真相大白。當時，人們完全相信總統身體沒有大礙，而下一屆總統競選活動即將拉開帷幕。由於艾森豪在輿論面前處理得密不透風、滴水不漏，形象因此未受健康因素影響，得以繼續連任。

險象環生的總統心臟

原來當天晚上，艾森豪被診斷出「冠狀動脈粥樣硬化性心臟病（coronary heart disease，簡稱冠心病）、急性心肌梗塞」。

為什麼普通的「胃疼」竟然是心肌梗塞呢？其實這種現象並不罕見，在我的行醫生涯中，這類情況屢見不鮮。

冠心病的病變源於支配心臟的血管。這一門類裡，最強力的殺手來自心臟表面的冠狀動脈之內，最可怕的表現形式是急性心肌梗死（acute myocardial infarction）。心臟表面分布著若干條冠狀動脈，它們肩負著為心臟肌肉和傳導系統提供血液和養分的重要使命。在這些血管裡面，隨著年歲增長和不良物質的沉積或破壞，可能會長出血栓，逐漸阻塞血流，任何一處出現狹窄都會造成胸悶、胸痛等不適，長此以往會惡化心臟功能，稱為心絞痛。任何一處出現完全閉塞，尤其是突發性的，都會造成心臟肌肉的不可逆損傷，嚴重者直接導致心臟停跳——誘發猝死，這就是急性心肌梗塞的最大危害！

從解剖上看，心臟表面的血管分布酷似人蔘的根鬚。由於心臟表面主要由三大分支支配：左前降支、左迴旋支、右冠狀動脈，分別供血給心臟的不同部位，每一處的梗塞可能會出現不同的心電圖、不同的病患臨床表現。在多數情況下，右冠狀動脈為心臟的下壁供血，這個位置與腹部臟器毗鄰，僅隔著一塊膈肌。因此當心臟下壁受損時，有些病患會產生模糊的上腹部不適，由於體內痛覺神經分布複雜，一般人很難仔細分辨出疼痛不適的具體位置，由此產生類似源於上腹部的悶脹。對經驗不足的醫師來說，非常容易造成迷惑，如果警惕性不足將造成嚴重的漏診，甚至對病患的生命構成不利影響。

艾森豪當晚極可能曾與死神擦肩而過，儘管這不是他第一次與死神打交道。

然而，醫師即使做出了合理診斷，那個時代只能給病患使用口服或注射藥物，對於梗塞的血管幾乎無能為力。在當時的醫療條件下，醫師們會把注意力放在心臟康復鍛鍊和功能恢復上。

急性心肌梗死無疑是頭洪水猛獸，常是生命的終結者，人們無不談虎色變。在當時，心肌梗死的病患會被要求需嚴格臥床休息六週才能下床活動。醫師認為過早活動可能有誘發心臟破裂的風險，而六週時間足以讓損傷位置瘢痕化——趨於穩定。不過，長時間的臥床休息會帶來一系列不良後果，如便祕、深靜脈血栓形成、墜積性肺炎等。由於各種原因，有些人甚至會臥床更久，導致一系列生理功能衰退的症候群，在康復醫學上被稱為「廢用」，其中最明顯的就是肌肉系統，表現為肌肉萎縮和肌力下降。

艾森豪首次發病後，美國心臟病學會奠基人——懷特博士（Dr. Paul Dudley White）開始擔任他的保健醫師。當時的主流療法主要是讓身體和心臟充分休息，讓受損的心臟肌肉盡量減少負荷，避免併發症。懷特博士卻創造性地向艾森豪提出趁早活動的建議，同時讓其持續日常活動，包括從事世界上壓力最大、最忙的工作——擔任美國總統，至於艾森豪愛好的釣魚、打高爾夫球也被鼓勵，還建議他多多散步。

醫師們逐漸認識到，病患發生急性心肌梗塞後，早期活動可以預防許多臥床休息導致的併發症，並不會增加死亡風險，而且以運動為基礎，更有利於損傷心肌的癒合和心臟功能的改善，降低死亡率。不過，這只是對一般患者的總體而言，具體情況要實際分析，有些情況嚴重的病患六週後都沒有脫離危險期，這時就不建議下床，是否該把「早期」界定為六週也值得商榷。值得注意的是，艾森豪時代的人們對心臟康復的認識尚在初步探索階段，沒有完善、成熟的方案指導心梗病患的康復治療。

衰老總統，難逃一劫

和許多著名的軍政人物一樣，艾森豪的生活陋習不少。

艾森豪本來就患有高血壓，年輕時菸癮也很大，兩者均會對心血管造成傷害，尤其是抽菸。歷史學家說菸草源於南美洲大陸，早期的印第安原住民使用後發現有安神功效，被當成藥物來熬製，後來有人發現燃燒吸食會有莫名其妙的欣快感，由此，這種吸食菸草的方法才被「發揚光大」，禍害全球。

對一位軍人來說，抽菸是很尋常的事情，形成習慣和依賴也是人之常情。據說抽菸可讓人注意力短暫集中，暫時舒緩緊張和不安，讓情緒趨於穩定，對於經常面臨生死抉擇的軍人來說非常重要，更何況有著長達四十多年軍旅生涯、曾指揮千軍萬馬的艾森豪可謂日理萬機、戎馬倥傯。儘管德國醫學家早在一九三八年就發現了抽菸和肺癌之間的聯繫，但對於下一分鐘即可能面臨死亡威脅的軍人來說，抽菸的長期禍害實在太遙遠了。艾森豪留給後人菸不離手的形象，時時吞雲吐霧。不知不覺地，歐洲的法西斯軍隊在他的談笑與煙霧間，「檣櫓灰飛煙滅」，而菸草的尼古丁物質，也「隨煙潛入血，損脈細無聲」。

首次心臟病發後，醫師就已積極建議總統戒菸。大病初癒的艾森豪從諫如流。他有著強大的自制力、堅強的意志力和一往無前的執行力。

有次艾森豪出席活動，滿屋子的人都在抽菸，個個不亦樂乎，唯獨總統很不合群。有人見狀便勸他：「這兒所有人都在抽菸，難道您不想來一根嗎？偶爾一根沒什麼關係吧？還可以顯示您很親民。」艾森豪一笑置之，擺擺手不為所動：「我已經召開過記者招待會，向公眾宣布戒菸了，並強調我不會第二次戒菸！」的確，後來的事實表明，艾森豪戒菸成功，也沒有再次染上菸癮。

對於一個優秀的軍人來說，最不缺的就是意志力！

然而，多年的菸毒侵害積重難返，再加上病變的心臟血管沒辦法完全打通，艾森豪的健康狀況也就無法在根本上獲得改善。一九五七年，他在第二次總統任內遭遇腦中風。結束總統任期後，每況愈下，一九六八年四月至八月間，連續發生四次心肌梗死和十四次心室顫動、心臟停搏，幸虧都被搶救下來，但已命懸一線。

經過多次血管梗塞，艾森豪的心臟肌肉很可能已經損傷到透壁的程度——從內層到外壁都「壞」透了，他的心臟「千瘡百孔」，猶如一臺使用多年、故障頻發的戰車發動機，進入無可奈何的衰竭狀態。

一九六九年三月二十四日，下肢浮腫的艾森豪再發胸悶、氣促，不能平臥，喘著粗氣，痰液中帶著粉紅色泡沫，心臟衰竭又一次嚴重發作。醫師從他的鼻孔插管，輸送氧氣治療，並注射強心針劑西地蘭。艾森豪意識到自己行將就木，用極其有限的氣力交代家人留下遺言，囑咐兒子「好好照料母親」。

三月二十八日，艾森豪的病情進一步惡化，已到彌留之際。他渴望窗外的陽光，卻再也無法拉開窗簾，再也無法享受陽光的眷戀。藉著微弱的光線，他深情注視著妻子梅米，用盡生命最後的力氣緊緊握著妻子的手，輕聲說：「親愛的，我們就要分手了，上帝要召我去了。」梅米的淚水滴落在那雙蒼白大手的那一剎，艾森豪的心跳溘然而止，享年七十八歲。

他的遺言裡有這麼一句話：「我始終愛我的妻子！我始終愛我的兒子！我始終愛我的孫子！我始終愛我的美利堅合眾國！」四個始終的「愛」赫然在目，返璞歸真，人之將死其言也善，令後人思緒萬千。

全球至尊，生不逢時

冠心病，古而有之，不知道奪取了多少人的性命。就算貴為一國之尊，死於冠心病也是常有，比如朝鮮前領導人金日成、金正日父子。

艾森豪生活的年代，正是人類朝這種疾病發起凌厲進攻的時代！他去世後不到十年，一種全新的療法正悄然改變醫療界乃至全世界。

早在一九二九年，年輕的德國外科醫生福斯曼（Werner Forßmann）就開始嘗試實施心臟導管檢查，在屍體上進行初步試驗後，他在助手的幫助下，將一根很長的導尿管插入自己的肘靜脈並送至心臟的右心房。助手早已心驚肉跳，福斯曼卻安若泰山。為確認導管的位置，具有神農嘗百草精神的他甚至步行前往不同樓層的放射科，往導管內注入顯影劑，記錄了人類歷史上第一張心導管X光影像。福斯曼的設想無疑是天才而超前的，正因如此，庸俗的環境無法接受他。心臟這個禁區怎能兒戲？他最終因為「異想天開的荒唐行為」受到上級醫師的強烈譴責，遭到醫院解雇！

十多年後，終於有美國醫師發現了福斯曼這種操作的價值，並用於測定先天性和風溼性心臟病患的右心、肺動脈壓力。隨後，醫學界逐漸接受並開展之。福斯曼由於開創性試驗和自我犧牲精神，榮獲諾貝爾生理學和醫學獎，此時距離他那次冒險的玩命操作已過了整整二十七年！領獎時，福斯曼不無感慨地說：「心導管術是打開未知大門的一把鑰匙，但這之前的二十多年裡，沒有人理解我。」

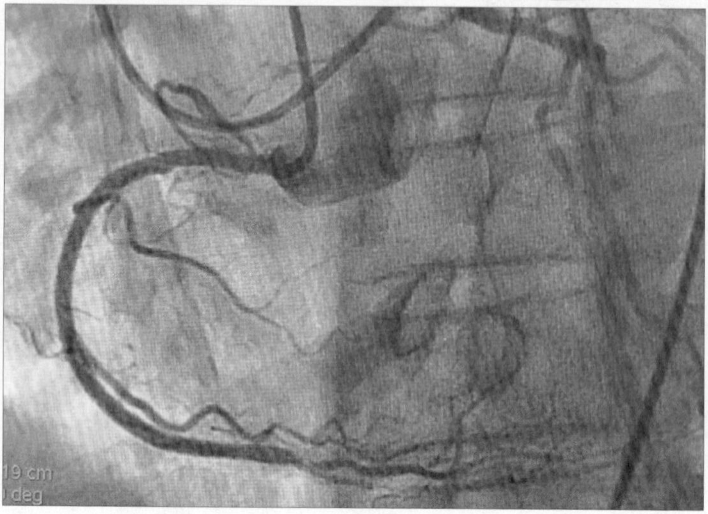

▲冠狀動脈造影術，或許能發現艾森豪的許多隱患。

隨著人們對造影劑的認識和對經皮穿刺動脈技術的掌握，心臟冠狀動脈造影術的成熟逐漸水到渠成。這個關鍵時期恰恰是艾森豪總統任內。

很快，朱德金斯（Melvin P. Judkins）和安普拉茨（Kurt Amplatz）等醫師根據人類的冠脈解剖結構，發明了冠狀動脈造影專用導管，選擇性冠狀動脈造影由此加速發展，為進入冠脈的開口「量身訂做」了尺寸大小各異的造影管，成為冠心病診治歷史上的里程碑。時至今日，國際通用的心血管造影管依然根據他們的名字來命名。不過，艾森豪顯然沒有接受過造影檢查。一來，當時的技術不能說完全成熟，科學家不敢拿總統當小白鼠；二來，這僅是診斷技術，以此判斷血管的狹窄程度和部位，尚無法對病變血管進行干預治療。

艾森豪去世五年後，醫學界又一個異想天開的理念橫空出世。來自德國的古恩奇格醫師（Andreas Gruentzig）打算利用附著於導管頂端的球囊，擴張病變血管，打通阻塞部位。他在狗的身上取得試驗成功，但被周圍人視為「精神失常」。

一九七七年是冠心病治療史上劃時代的一年，距今剛好四十年整。當年九月，在瑞士蘇黎世工作的古恩奇格用唯一的一根自製球囊導管（準備了三根，但兩根在術前檢驗中破裂），成功地為一位三十八歲的男性心絞痛病患（其中一條冠脈狹窄八五％）完成了醫學史上首例經皮冠狀動脈血管成形術（PTCA），也就是用導管球囊將病變部位加以擴張，開通血管，開創了冠心病治療的新紀元，被稱作介入治療。從此以後，內科醫師也可以親手打通病患的「犯罪」血管了。三十年後，那位病患在一次慶典中說：「我接受了古恩奇格醫師富有想像力的手術，誰能想像三十年後的今天，我還健康地活著？」

一九七七年九月，距離艾森豪第一次罹患心梗已經整整二十二年之久！可惜他等不到這一天。此後，心臟介入治療技術一日千里。首先是在球囊擴張的基礎上發明了冠脈支架，植入病變部位，防止再次狹窄，極大地鞏固了球囊擴張的成果。然後又研發了藥物塗層支架，即在金屬上塗抹特製藥物，更進一步減少支架內狹窄的機會。世界各國不少政要、名人都接受過這種治療。近年來，使用提煉自玉米的生物可吸收原料製作而成的支架，則對傳統金屬支架造成一股不小的衝擊。

當然，並非所有病患都適宜做冠脈介入治療，情況極其嚴重者還是會選擇讓心臟外科開胸進行冠脈繞道手術，比如美國總統柯林頓。即便如此，冠脈造影技術仍舊是診斷的必經之路！

知人嘴臉不知心

艾森豪一生無疑戰功顯赫，在政界同樣叱吒風雲，據說不少美國人認為他是美國史上民望前十名的總統。

艾森豪身經百戰，不知道有多少次與死神擦肩而過。有一則關於他的「心靈雞湯」故事廣為流傳，那是在第二次世界大戰時，盟軍登陸諾曼地後的某一天，身為歐洲盟軍最高統帥的艾森豪在法國某地乘車返回總部，參加緊急軍事會議。

其時，大雪紛飛，天寒地凍，汽車一路疾馳。在荒涼的路上，艾森豪忽然看到一對法國老夫婦坐在路邊，凍得蜷縮成一團，瑟瑟發抖。艾森豪動了惻隱之心，立即命令停車，讓助手詢問情況，得知這對夫婦打算投奔兒子卻無法在風雪中行進時，當即不顧會議遲到與助手的反對，用座駕把他們送去目的地。據說盟軍情報人員事後驚出一身冷汗，因為在艾森豪原定路線上埋伏著德軍狙擊手！他們偵查到艾森豪的行蹤，準備予以致命一擊，卻因艾森豪陰差陽錯改變路線，使得暗殺計畫落空，將軍也躲過了一劫。故事的真實性無從考證，人們只想說明善有善報的道理。

不過，艾森豪真的很善良嗎？

二戰結束後，關於戰俘（主要是德國人）的處理，艾森豪提出一項建議，將德國戰俘分成兩種等級：一是投降的戰俘；二是繳械的敵對武裝力量。第一類按日內瓦戰俘公約處理，第二類按照艾森豪的指示，仍舊視為敵對武裝力量，即使投降也可以殺死他們。後來的事實表明，幾乎所有美軍控制下的德國戰俘都歸入了第二類。其中許多人直接或間接死於美軍之手：或病死，或被迫害虐待致死。自一九四五年四月到次年一月，約有一百萬名德國戰俘從美軍的戰俘營中神祕消失。他們的親人沒有等到這些可憐的青壯年回家，戰俘的資料則被美軍相關機構銷毀。

做為德意志的移民後裔，艾森豪顯然對自己的「同胞」沒有任何感情可言，甚至冷酷殘暴。這與西方社會一貫標榜的普世價值觀、人道主義，難道不是背道而馳嗎？

值得一提的是，艾森豪是美國歷史上唯一一位在任內訪問臺灣的總統。時間是一九六〇年，當時的蔣中正總統親自迎接，以最高規格接待。坊間傳言，一般臺灣民眾對其印象不錯。

對於政治家，人們永遠只看得到他們的嘴臉，無法看透他們的內心。善良與狠毒能在同一個人身上發揮到極致，莫非這就是政治家與常人的不同之處？

女王的明智抉擇

維多利亞女王
Alexandrina Victoria
一八一九・五・二十四～一九〇一・一・二十二

一封感恩的書信

近年某場拍賣會展出了大英帝國維多利亞女王（Alexandrina Victoria）寫給其御醫約翰・斯諾（John Snow）的一封親筆書信。信件中，女王向這位御醫表達了誠摯的問候，並感謝他在自己的分娩過程中做出的傑出貢獻。

這封信最終拍出了天價。

維多利亞女王是十九世紀英國如日中天的象徵，她的一生見證了不列顛王國的巔峰，她對親情和愛情更是傾注了畢生的熱情。女王與小三歲的表弟——阿爾伯特親王（Albert, Prince Consort）墜入愛河並喜結連理，四十歲前就生育了九個孩子，五女四男，全部長大成人。

女王經常在書信中和她的女兒們交流「女人經」，摘錄如下：

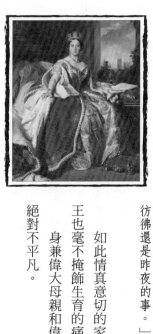

「親愛的女兒，妳說給予一個不朽的靈魂以生命，是一件非常值得驕傲的事，但我自己卻難以有這種想法。我覺得在生育中，女人更像一隻母牛或母狗。我們可憐的本性變得非常動物化……整天哺育嬰兒和換尿布，讓很多優雅而聰明的淑女走上毀滅之路。」

「我有九次懷胎八個月，承受真正的痛苦（還要處理很多公務），像折斷翅膀般……我想我們的性別是一種不幸。我很高興看到妳已如我般完全進入一個母親角色的所有感受中。親愛的女兒，要讓一個無知的幼兒長大成人，女人需要度過多少難關啊！我說不出我的痛苦、我的感覺、我的拚搏（事實上，我還沒有完全擺脫它）。當我們帶妳回妳自己的房間時，妳卻哭鬧得很厲害，這情景彷彿還是昨夜的事。」

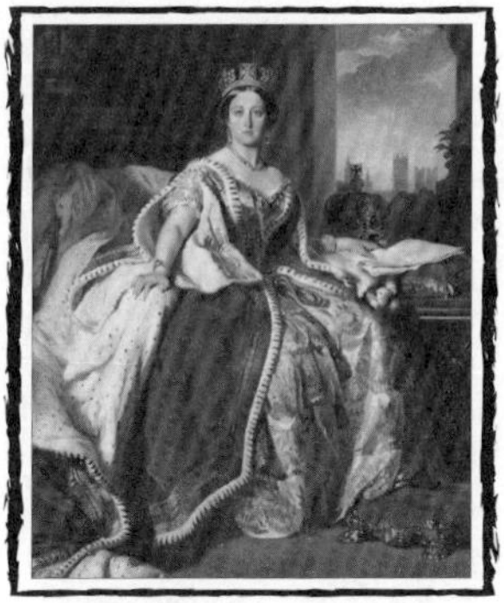

如此情真意切的家常話，實在與民間婦女別無二致。當然，女王也毫不掩飾生育的痛苦和艱辛，儘管這是短暫的。

身兼偉大母親和偉大君主的雙重角色，維多利亞女王的生育史絕對不平凡。

高齡產婦，無痛分娩

一八五三年四月七日，懷胎十月的維多利亞女王突覺下腹劇痛，紅色體液開始從下身流出，她的第八次分娩即將開始了。

她已年屆三十四歲，以現今標準而言也是不折不扣的高齡產婦，生育風險居高不下，在當時的醫療條件下，恐怕需要很大的運氣來保佑母子均安。

在維多利亞女王的丈夫阿爾伯特親王引領下，約翰·斯諾和眾位醫師魚貫進入白金漢宮的女王臥室，經過一番診視之後，一致認為接生的程序應當迅速啟動。

「尊敬的親王殿下，如果女王陛下在分娩中出現劇痛，將會是一件很艱辛的事情。我建議使用鎮痛藥物幫助陛下度過難關。」斯諾誠懇地說。

阿爾伯特用睿智的眼神望著斯諾，似乎微微默許。其實這幾年他一直非常關注眼前這位醫師的工作。斯諾把他的無痛分娩實踐總結成醫學論文，多次發表在醫學雜誌上，引起軒然大波。有人稱讚，視之為救星；有人卻視之為洪水猛獸，猛加鞭撻。親王雖然不懂醫學，卻被斯諾深入淺出的文章深深吸引，更折服於他的研究方法。斯諾的建議，阿爾伯特在女王懷孕早期就開始慎重考慮了。

其他御醫頓時皺起眉頭，紛紛搖頭反對。有人甚至當場指責斯諾試圖拿女王的健康和神靈的尊嚴開玩笑，是想藉此招攬生意、沽名釣譽。尊貴的皇家怎麼能是他的廣告招牌？

斯諾很快陷入孤立，被困在御醫們的唾沫裡，一籌莫展。他想據理力爭，但是連那些詳盡的文章都無法從理論上說服這群傢伙，現在又能怎麼辦？他無助地把目光投向阿爾伯特親王。

親王平靜地站起來，用力排眾議的手勢拍了拍斯諾的肩膀，然後轉過身去，客氣地帶著那群心有不甘的醫師離開。

這時，負責接生的女僕們已經把宮縮頻繁的女王團團圍了起來。隨著女王痛苦的呻吟，她臉上、額頭上冒出晶瑩的汗珠，雖然前七次分娩都產下嬰兒，但其中的艱辛只有她自己知道，只有天下的偉大母親們才能體會。

斯諾仔細查看了女王的身體，發現子宮頸已經全開，也就是說，第二階段的產程開始了。他根據平時積累的經驗，胸有成竹地把一塊已先浸泡少許藥水的手帕折成漏斗狀，再將開口寬大的那一端罩住女王的嘴巴和鼻孔。此時，斯諾用注射器把三十滴神祕的液體滴入手帕，女王被蓋住了口鼻，隨即下意識地大力呼吸。反應很快就發生了，女王開始昏昏欲睡。此時產程正順利進行著。

整個五十三分鐘的分娩過程中，女王並沒有完全昏迷，只是處於昏迷的邊界，恰到好處，當她有不適時便發出輕輕的呼喊，斯諾立刻間斷性地重新滴入藥水，小心翼翼地前後一共加了十五次，每次十五到二十滴不等。

最終，隨著一聲響亮的哭聲，嬰兒呱呱墜地，是個看似非常健康的男孩，這就是利奧波德王子（Leopold George Duncan Albert）。女王事後回憶，吸入了那些藥水蒸發的氣體，宮縮的疼痛大概只有以前的一半，總體來看舒服多了。產後，女王的康復也比之前更快。

取得滿意的療效之後，皇室對斯諾的信任倍增。

四年後，四月十四日，三十八歲的女王再度分娩。這是她的第九胎，也是最後一胎。上午十一點，斯諾再次抵達白金漢宮，進入女王的臥室。親王要求盡量少用一些藥水。斯諾便重複了上一次的步驟，每當女王短暫甦醒表示疼痛難忍時，斯諾就把折妥的漏斗狀手帕放在她的口鼻上，再朝手帕滴入十滴藥水，女王昏睡後就取走手帕，讓其自然呼吸。維多利亞女王從吸入的蒸汽中獲得了解脫。這一次還使用了麥角鹼派，但效果顯然不好。

大約十二點多，女王疼痛加劇。撐了二十分鐘後，她示意斯諾增加藥量；於是，斯諾又把那種神祕藥水滴到手帕上，讓女王安然睡去。很快地，一個漂亮的女嬰順利降生了！

兩週後，維多利亞女王在日記中寫道：「當我聽到親愛的阿爾伯特說她是一個好女孩時，我如願以償，並且忘記了所經受過的一切。」女王和阿爾伯特將他們最小的女兒命名為碧翠斯．瑪麗．維多利亞．費奧多爾（Beatrice Mary Victoria Feodore）。這位小公主一直陪伴著女王，婚後仍侍奉左右，直至女王終老。

斯諾究竟使用了什麼神藥？

艱難的抉擇

人類很早就了解到鎮痛的必要性，但科學發展無法一蹴而就，早期的醫師往往只能求助於草本藥材，比如鴉片，這種提煉自罌粟的藥物能在某種程度上抑制痛覺。東漢名醫華佗被尊為中國麻醉先驅，史書記載他的「麻沸湯」功效神奇，能輔助完成開膛手術，可惜華佗早早被曹操殺害，著作失傳，缺乏具體的藥物來源紀錄，後人只能猜測「麻沸湯」的成分。除了草本植物，烈酒也被用來充當止痛劑，當然，它們的效果並非時時令人滿意，而且過量攝入本身就帶有很大的危險。

沒有正式麻醉藥的歲月裡，不論是醫師還是病患，都必須頂著巨大的壓力過日子。不得不進行的外科手術只能用慘絕人寰和險象環生來形容。外科醫師要訓練的似乎不是謹慎，而是迅速，因為他們得在極短時間內切除患處，以減少病患的痛苦，長痛不如短痛！即便如此，病患每上一次手術檯就好比上一次刑場或屠宰場，五花大綁固定身體不說，為了防止痛得咬斷舌頭，嘴裡還得塞著粗糙的木板，到了醫師手起刀落之時，呼天搶地的哀嚎撕心裂肺，遠近無不毛骨悚然。如果有中國人在場，肯定會聯想到殘酷的凌遲處死。

十九世紀上半葉，蘇格蘭有一位非常著名的外科醫師名叫羅伯．李斯通（Robert Liston），他是當時公認的快刀手，但就算是他也遇過很大的挫折。李斯通的行醫經歷讓人膽寒。他曾在兩分半鐘內切下病患的腿，卻因用力過猛，同時切下了病患的睪丸；一名頸部潰爛的少年由於他的過分自信而導致誤診，當他用刀切開患部時，少年立即血噴不止而死。有些被李斯通神速切下患處的病人翌日就因感染死去，雖然這在當時相當常見。

一句話，沒有麻醉藥，醫師無法仔細操作，病患無法安心配合，結果就是兩敗俱傷，玉石俱焚！

在產科界，接生也是一次命運與死神、鮮血和併發症抗衡的惡戰，有時候產婦忍受的痛苦不一定比截肢病患少，而且她們受罪的時間更長。

隨著歐美文藝復興之後科學技術的迅猛發展，化工合成業更是方興未艾，很多重要發明即將浮現在人類文明史上。

一七九九年，氧化亞氮被英國化學家戴維（Humphry Davy）發現其重要價值。這種氣體能讓人們不自覺地發笑、愉悅，甚至減輕人們對痛覺的敏感度，因此又被稱為「笑氣」。氧化亞氮的應用前景超出了醫療界，甚至在美國的小丑表演和派對節目中取得一席之地。直到半個世紀後，笑氣才被美國醫師韋爾斯（Horace Wells）用於輔助拔牙，但有時成功、有時失敗，說明笑氣的麻醉劑量難以掌控。

一八四六年，美國牙醫莫頓（William T.G. Morton）在化學家朋友傑克遜的家中，偶然發現被誤當作乙醇來點燈的乙醚一旦被人體吸入以後，居然能產生輕鬆愉悅和昏沉入睡的功效！

受到啟發的莫頓，利用乙醚協助波士頓著名外科醫師華倫（John Collins Warren）進行一例下顎血管瘤切除。術程耗時二十五分鐘，獲得成功。莫頓被稱為全身麻醉第一人。此後，更複雜的截肢手術也在乙醚的幫助下得以實施，華倫興奮地宣布：外科手術的新紀元到來！

當美國醫師使用乙醚麻醉進行外科手術的消息傳到大洋彼岸的英國時，立即引起了巨大的轟動，外科學界的醫師們紛紛對這些化學麻醉劑表現出濃厚的興趣。快刀手李斯通當即在同年十二月，首次在乙醚的麻醉下為一位病患截除下肢。他終於可以靜下心來，慢工出細活了。

李斯通的同鄉——辛普森醫師（James Young Simpson）馬上意識到麻醉藥對產婦的價值，於一八四七年一月成功將乙醚用於無痛分娩。這一獨具創意的大膽一步，很快遭到受傳統思維束縛之人的質疑和抵制，加上乙醚的氣味難聞，有明顯的呼吸道刺激作用，又容易引起燃燒和爆炸等危險，讓辛普森決定尋找更安全的新型替代品。

這一年，辛普森經過探索，終於發現氯仿（三氯甲烷，chloroform，trichloromethane，一八三一年已經人工合成）也有類似的作用，而且比乙醚安全，它還有個好聽的中文名字——哥羅芳。年底，辛普森成功在產科婦女身上使用哥羅芳，相比平常吸入乙醚，產婦保持了更長時間的昏睡。

此時，有個叫約翰．斯諾的內科醫師開始嶄露頭角，加入麻醉術的推廣行列。斯諾家境貧寒，學徒出身，但勤奮好學，偶然的機會讓他跟隨一位醫師工作，日後發憤學醫，最終晉身為皇室御醫。他對辛普森的發現大感興趣，並為麻醉的使用特意研製了新設備。斯諾也是第一個研究麻醉藥用量和療效關係的人，首創在產程開始時予以負荷劑量滴入、中間過程間斷給藥的新程序，為哥羅芳的精確用法奠定了基礎。

一八四八年，維多利亞女王懷上第六胎時，已經聽聞哥羅芳的神奇功效，阿爾伯特親王也曾考慮是否嘗試，但方案遭到保守宗教勢力、御醫團、社會世俗的激烈反對！在一片謾罵聲中，辛普森和斯諾的推廣受到嚴重打擊。

首先，儘管哥羅芳比乙醚安全，依然不完美，其安全性值得懷疑，曾有人嘗試但一睡不醒。再加上同年一月二十八日，一位十五歲女孩因指甲感染而接受手術，居然在吸入哥羅芳後猝死，顯然是劑量沒控制好。

其次，無痛分娩在當時是有違倫理、褻瀆神靈的。當時的人認為產痛是上帝給的，誰也沒資格奪去，根據《聖經教義》，做為對夏娃過失的懲罰，婦女應接受分娩的痛苦。辛普森卻引用同一段《聖經》巧妙反擊：「上帝是第一個麻醉醫師，他使亞當沉睡，並從他身上取了一根肋骨，做成了夏娃！」

然而，醫學界並不買帳，雖然辛普森等人反覆強調疼痛毫無必要，需要剪除，但主流看法認為疼痛是分娩甚至疾病的必要過程，缺乏疼痛的分娩反而不安全，產痛是自然的生理動力，是神給予人類的享受和忍受。

在這種氛圍下，女王和阿爾伯特親王否決了使用哥羅芳的建議，但是斯諾等人並未放棄，他們繼續試驗，繼續改進療法，繼續在願意嘗試者身上積累寶貴的經驗，並及時通過統計，發表相關論文。

直到一八五三年，女王分娩利奧波德王子時，鑑於斯諾的成功經驗，王室最終排除阻力，女王和親王明智地被說服。哥羅芳在女王身上獲得成功。一八五七年女王分娩最後一胎時，斯諾繼續使用哥羅芳，又助了女王一臂之力。多虧了斯諾的堅持和女王的開明，事後證明，女王在分娩利奧波德王子時危機四伏，因為女王本人帶有血友病基因，她的後代幾乎無一倖免，好在女王、公主們攜帶基因但沒有發病（全是男性後代發病，女王的一個外孫甚至因為膝蓋手術大出血而死），這種病人無法正常凝血，利奧波德王子就是一個血友病患者，自幼便被醫師們圍得團團轉，一點點磕碰都避之唯恐不及，但終究熬不過命運的安排，三十一歲時不幸因腦出血而死。試想，如果產程不順利，過度折騰、擠壓後，有可能造成嬰兒體內大出血，生產當下就夭折了。

女王在日記中寫道：「哥羅芳真是一種神藥！舒緩、平靜、愉快得妙不可言！」

不可阻擋的歷程

哥羅芳為無色透明液體，有特殊芳香，味甜，難燃燒，易揮發。它有麻醉性，也有低毒性，更有致癌可能性。主要作用於中樞神經系統，具有麻醉作用，但對心、肝、腎亦能造成損害。過量吸入或經皮膚吸收都會引起急性中毒。病患容易出現精神紊亂、呼吸表淺、昏迷等，重者會發生呼吸麻痹、心室纖顫而死。

雖然加強訓練使用技巧可以明顯減低麻醉術的風險，但幾經篩選，哥羅芳還是在現代喪失了醫學地位，搖身一變成為重要的工業原料，也是手機維修人員必備的清洗劑。

女王的抉擇並沒有讓麻醉事業一帆風順，事後依舊有很多質疑的聲音。女王的其他御醫始終戴著有色眼鏡審視哥羅芳，認為哥羅芳會延長產婦的產程，增加麻煩。

至於聲名鵲起的《柳葉刀》雜誌，居然也冷嘲熱諷起來，儘管他們在一八五三年五月四日就報導了女王的無痛分娩，卻完全否認哥羅芳的積極作用，否認它在正常產婦分娩中的使用合理性，認為這樣使用麻醉藥毫無必要。今日的《柳葉刀》是全球知名的醫學雜誌，引領著醫學發展的潮流。不知道今人看到雜誌當年的態度會做何感想？

事實上，當時女王和斯諾沒有大肆宣傳其成功，他們保持著低調的態度。斯諾也沒打算據此撈錢，治療紀錄顯示他的麻醉產科病人不多，畢生只在七十七個產婦身上使用了哥羅芳。

在醫學歷史課本裡，斯諾的主要角色其實不是麻醉師，而是傳染病學之父！他的興趣在公共衛生事業。霍亂透過食物和水傳染就是斯諾發現的。在調查中，他破天荒繪製了感染路線圖，首次應用醫學統計學解決難題，獲得更大的成功，一舉推翻了當時認為霍亂是經由空氣傳播的觀點！這也是後人紀念斯諾的主因。

碧翠斯小公主出生後十四個月，斯諾不幸溘然長逝，年僅四十五歲，沒能製造更多奇蹟。

斯諾的早逝、神學界和醫學界的反對，並沒有讓麻醉事業和無痛分娩胎死腹中，相反地，愈來愈多證據表明，麻醉藥物只要使用得法，既有效又安全，麻醉藥品和麻醉手段也不斷改進。反對聲浪在實際證據面前，慢慢退出了歷史舞臺。

十九世紀的外科大發展，乃至戰爭的頻仍，都為麻醉學帶來很大的機遇。六〇年代的克里米亞戰爭，俄、法、英打得不可開交，慘重的傷亡不僅促使了現代護理概念和護士的誕生，還促進了麻醉學的發展。

繼乙醚、哥羅芳在分娩鎮痛的成功運用，一八八〇年，醫學家將吸入氧化亞氮（笑氣）用於分娩，從而奠定了吸入麻醉在產科中的地位。今天，笑氣在一些地區繼續使用著。一九三八年，硬膜

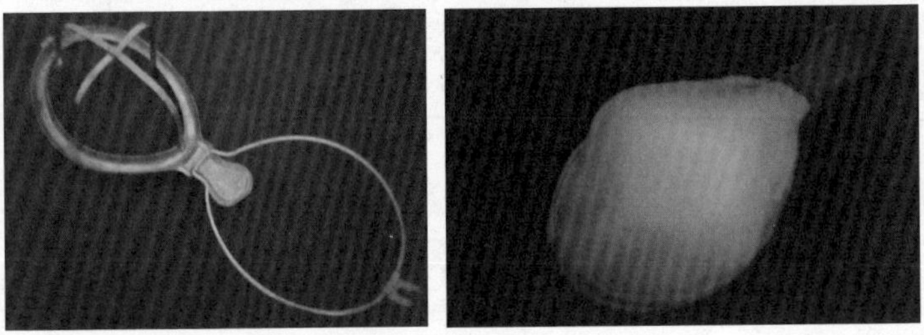

▲施氏麻醉面罩（攝於香港醫學博物館）。

外麻醉首次被應用於分娩鎮痛。半世紀後，病患自控硬膜外鎮痛技術首次被用於分娩鎮痛。之後，以椎管內分娩鎮痛為標誌的產科麻醉在產科領域掀開了嶄新篇章，這是人類生育文明和優生醫學發展的一次躍進。

新銳思想其實很早就對保守勢力發起挑戰，早在一八四八年三月，英國殖民地香港就有紀錄顯示，當時的醫師先用哥羅芳麻醉患者，再切除了患者的肩膀。

目前很多圖書和宣傳畫都記載了維多利亞女王使用哥羅芳的故事，卻往往將女王畫成戴著類似「防毒面具」的模樣，畫裡那種露出眼睛的面罩，把嘴巴、鼻孔完全罩住，另一端連接著可泵出液體的瓶子，和目前廣泛使用的霧化吸入機幾乎一模一樣。

但事實上，直到一八九〇年，德國醫師施默布殊（Curt Theodor Schimmelbush）發明的麻醉面罩，也不過就是當年斯諾手帕「面罩」的改良版而已。

施氏麻醉面罩的邊框與人臉部輪廓相配，其上放置十幾塊薄層棉紗（薄層棉紗由英國醫師在一八八〇年發明，由兩層薄紗布夾著一層厚的吸水棉花組成），框架可防止棉紗緊貼臉部妨礙呼吸，舒適感更強。麻醉面罩邊緣圍著一小槽以盛接多餘的麻醉液，防止麻醉液滴到臉上引起患者的煩躁。在誘導麻醉時，半清醒而煩躁的病患將增加風險。這種面罩更利於控制量和滴速。使用時，將施氏面罩放在臉上，蓋著口鼻，醫師再把哥羅芳液體慢慢滴到面罩上，讓病人在呼吸時吸入它們，漸入昏睡狀態。

如今，這種面罩早已過時，新的藥物、手段、理念層出不窮。巴比妥鹽酸靜脈滴注麻醉於一九五〇年代徹底取代了乙醚和哥羅芳，在外科手術中廣為運用。更多精確的儀器面世，施氏面罩成為老古董被送入博物館，麻醉機的使用開始大行其道，不斷更新換代，現在更逐步實現電腦化、電子化。

麻醉學兩百年的發展史中，從最初單純的臨床麻醉，發展成為一門研究麻醉鎮痛、急救復甦及危重症醫學的綜合性學科。隨著醫學人文理念的發展，人們更加關注就醫過程的輕鬆愉悅、沒有痛苦、沒有恐懼。

一八六一年，東西方的中國和英國，兩個國家的女性首腦都失去了丈夫，相對於大清王朝的沒落和黯淡、慈禧太后的頑固和愚昧，英國在維多利亞女王統治下，發出歷史上最燦爛的光彩。

令人遺憾的是，兒孫遍布歐洲王室的維多利亞女王，晚年也變得保守起來。據記載，女王彌留之際對聽診器表示了極大的厭惡。她的最後一位醫師回憶：他在女王即將離世時才見到她，但女王過世後，他才發現她患有嚴重的脫肛和子宮下垂。這完全可以理解，畢竟老人家曾生育九胎。令人費解的地方在於，女王情願忍受疾苦，沒有做過任何相關體檢，而這些疾病在當時並不是疑難雜症。

一九〇一年，八十二歲高齡的「歐洲祖母」與世長辭，一個時代落幕了。

二十世紀是美國和德國的世紀。十九世紀後期的「日不落帝國」並未迅速衰落，只不過固守優勢是一切人和國家的本能，英國也不能免俗。既然現有的紡織品和煤炭鋼鐵工業已能讓資本家賺大錢，他們和政府自然不會像美、德那樣把大部分的資源投向新興產業，乃至第二次工業革命。錯過歷史機遇的英國漸漸喪失了優勢，從巔峰緩緩往下滑落。崛起的美國和德國趕上了歷史的末班車，整個世界又一次開始動盪不安起來。

新事物戰勝舊事物，明智戰勝保守，人類的歷史就是這樣在曲折螺旋中前進。

吞噬：
毒食的煎熬

摻了「水」的戰鬥力

海因里希・伯爾
Heinrich Böll
一九一七・十二・二十一～一九八五・七・十六

神祕武器，絕處逢生

一九四二年一月，俄羅斯荒原上冰雪交加，殺氣騰騰。大自然沒有因為嚴冬的降臨而稍稍緩解戰火的肅殺。此時，第二次世界大戰即將進入高潮，而歐洲的東線戰場上，人間絞肉機早已開動。

德軍在剛結束的莫斯科戰役中第一次遭遇慘敗，俄國不可預測的嚴寒冬季、俄國人誓死捍衛的決心，雙雙挫敗了希特勒分子的野心。此刻，德軍一往無前的信心開始動搖，而蘇聯紅軍似乎看到了速勝的希望，他們駕著雪橇、身穿白色防凍衣帽、開著充滿「暴力美學」的T34坦克，在雪域中對德軍追亡逐北，企圖一舉趕盡殺絕，收復全部領土。

一支五百多人的德軍分隊陷入重圍，歷經了支撐不住的退卻和逃亡，他們衣著襤褸且過於單薄，重裝武器早已丟棄，杯水車薪的乾糧徹底耗盡。即將見底的還有他們的輕武器彈藥、體力和為元首希特勒盡忠的意志。四周響起了俄國人的槍炮聲，還有用生硬德語喊出的勸降聲。怎麼辦？是戰是降？是突圍還是自殺？德軍士兵站在齊腰深的雪原中，背靠著冰冷的白樺樹，在攝氏零下三十多度的空氣裡喘著粗氣，精疲力竭。六個多小時的急行軍，即使是徒步穿越都已達到生理極限，何況是荷槍實彈地倉皇逃竄。指揮官閉上眼睛，罕見地用最後一根火柴點燃了一口香菸，狠狠地吐出煙霧，他相信這是最後的一點火星、最後的一支菸。忽然，他發現隊伍裡有一名隨隊軍醫，靈機一動之下，他在軍醫旁邊耳語了幾句，軍醫頓時心領神會。

「弟兄們！我們有特殊的祕密武器，不用怕俄國佬！」指揮官猛地精神抖擻起來，揮舞手中的MP40衝鋒槍，朝著士兵大吼。緊接著，不等士兵反應過來，軍醫已掏出深藏不露的神祕物件，分發給士兵。

果然，得到「殺手鐧」的納粹士兵如有神助，半小時後，他們疲憊迷離的眼神變得像虎狼一樣銳利和凶狠，凍僵麻木的四肢重新恢復鷹爪般的敏捷，更可怕的是，他們消沉的神經和體能被重新點燃成天下第一的「戰鬥精神」，恐懼已經消遁得無影無蹤，所有人都抱著必死的信念，打算為實現元首的宏偉計畫流盡最後一滴血，他們昔日精心訓練的軍事技能更在不知不覺間發揮得淋漓盡致。如果時空快轉，他們能看到一九八二年史特龍主演的《第一滴血》，恐怕只會恥笑美軍特種兵——不過如此！

蘇聯軍隊完全沒料到這群山窮水盡的甕中之鱉竟能展開如此猛烈有效的反擊，倉促間手忙腳亂，雖然人多，戰術素養畢竟不如德軍，心理上更是一時無法適應，很快便被擊退了。德軍分隊撕開一個缺口，冒著槍林彈雨，前仆後繼殺出了重圍，奪路而逃，一路狂奔，居然成功找到了主力部隊。為此，倖存者們從上到下均獲頒榮耀的勳章，以示嘉獎。

一九四二年初的德軍精銳尚存，戰鬥力依然強悍，遠遠沒到垂死掙扎、強弩之末的時刻。蘇聯人高估了自己的實力，低估了嚴冬援手的重要性，也低估了德軍的戰力、潛力，蘇聯土地上的苦難更是遠遠未到盡頭。

但，到底是什麼導致德軍士兵絕處逢生呢？他們真的有神祕武器嗎？

你不認識的德軍士兵

毋庸置疑，單純從軍事角度而言，放眼二戰中所有的部隊，繼承了普魯士傳統的德軍是其中的佼佼者，他們的訓練水準、軍事理念、意志紀律、戰術素養，乃至很多武器的設計，放眼全世界皆能獨步一時，連對手都不得不默認。德軍的最後失敗，主要是在兩線作戰的糟糕戰略局面下，面臨兩大工業巨人——蘇聯和美國的聯手夾擊，美、蘇兩巨人的物質和人力資源本身就讓德國望洋興嘆，他們拚得起消耗，德國卻玩不起。那麼，德軍是不是也搞過什麼「黑科技」來提升戰鬥力？

精明的德國人當然給出了肯定的答案。只不過和眾多歷史愛好者原先的臆想不同，並不是每一個德軍士兵都如狼似虎。

一九三九年十一月，二戰剛爆發兩個多月，一路高奏凱歌的德軍在滿地廢墟的波蘭土地上馳騁。軍隊中有位十九歲的小兵寫了一封家書，出乎意料地，他沒寫戰役勝利的喜悅，也沒留下片言隻語的宏偉理想，反而是向遠在科隆的父母說：「這兒太艱苦了，我每隔二到四天才能寫一次信，希望你們理解。今天寫信的目的，主要是想請你們幫我弄點脫氧麻黃鹼……」

半年後，駐守波蘭的他再次在信中央求：「能否多給我弄點脫氧麻黃鹼？那樣我就不會『斷糧』了。」七月十九日，他又寫信道：「如果可以，請再給我寄些脫氧麻黃鹼。」

如此「懦弱」的德軍士兵豈不讓今天的軍事迷大跌眼鏡？德軍居然愛嗑藥？這太匪夷所思了。其實，人終歸是人，絕大多數被媒體宣傳的超級英雄形象，無非只是個別典型在官方的授意下，加以放大美化的結果。人有惡的一面，必然也有善的一面，有勇敢爆發的時刻，也有無法掩蓋怯懦的時候。人類該有的情感，德軍士兵不會缺乏，至於人類固有的弱點，他們更無法擺脫。縱使希特勒想打造一支由戰爭「機器人」組成的軍隊，毫無保留地以鋼鐵意志執行他的計畫，事實上只是座空中樓閣。

話說回來，如果那位士兵真的英勇無畏，恐怕也活不到戰爭結束的一九四五年，更活不到戰後的八〇年代。這個士兵名叫海因里希·伯爾（Heinrich Böll）。

距今整整一百年前，伯爾出生在德國萊茵河畔一個篤信天主教的城市科隆。那是第一次世界大戰後期，雖然德軍苦戰的主戰場不在本土，但物資短缺的窘況依然深深影響了那一代人。

失敗、頹廢和迷茫籠罩著伯爾的童年，他回憶道：「歸家的隊伍是一隊隊灰色的、整齊的、絕望的行列，我在母親的懷中朝大街望去，那裡有無盡的隊伍在萊茵橋上齊步邁進。」那支戰敗的舊德軍是伯爾的前輩。伯爾的父親是反普魯士軍國主義人士，他的愛憎感受直接影響了兒子；他是個寬宏大量的人，做為工廠廠主，他摒棄世俗和歧視的眼光，主動雇用一位出獄的殺人犯，給予這個孤獨者重新生活、重新做人的機會。伯爾在父親的耳濡目染下長大，心

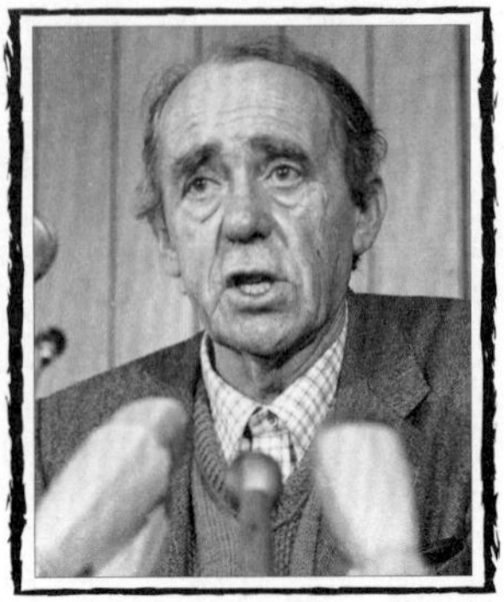

靈潛移默化地受到滋潤，也許這就是他和許多德軍士兵最大的不同。

按理說像伯爾這樣的人，和戰爭絲毫沾不上邊，尤其是納粹分子發動的反人類之戰。悲哀的是，他生長的國度不允許別的選擇，哪怕是優秀的科隆大學日耳曼語專業畢業生！在伯爾邁向成年的歲月裡，希特勒已給這個試圖復仇的帝國戴上了重重枷鎖，準備發動戰車的引擎。全部的年輕人除了傷殘者，無一例外都得成為元首和德意志帝國開疆拓土的馬前卒。

也許是天意，伯爾沒被分配到最危險的戰線；也許上級真的覺得他不堪重任，伯爾不用直面殘酷肉搏的處境。他終究「有幸」完整目睹了戰爭的全部經過，並幸運地活了下來。他的愛好、稟賦、思想和學術專業，讓他在戰後重新找回了自己。

一九四七年三月，伯爾的第一篇短篇小說《在多年前》發表，很快一發不可收拾，先後發表了中篇小說《列車正點到達》、長篇小說《亞當，你曾在哪裡？》及短篇小說《飛刀藝人》、《敗家

子》等。這些作品主要取材於二戰，揭露了法西斯的罪惡，反映了德國人民的苦難，調性沉重、壓抑而灰暗。其後，伯爾的創作轉向了對戰後西德社會的批判，著名作品有《小丑之見》等。用良知揭露社會弊端，哪怕冒著得罪教會和政府的風險，一如既往地義無反顧，使得伯爾的文學成就走向新的高峰。做為一位具有高度社會責任感和高超寫作技巧的作家，他拓展了時代的視野，為復甦現代德國新文學做出了重大貢獻。一九七二年，瑞典文學院授予伯爾諾貝爾文學獎殊榮。外國報紙如此評論：「他把德國人的靈魂從俾斯麥和希特勒的陰影裡解救了出來。」

伯爾之所以如此傑出，當然和他不平凡又略帶悲劇性的經歷有關。

除了戰場的恐怖，還有那些讓伯爾一生難忘，又愛又恨的藥片！脫氧麻黃鹼正是德軍祕密儲存的「大力丸」，並在關鍵時刻幫了大忙。德軍官兵早就聽聞它的威力，求之若渴，但軍方的供應遠遠無法滿足，於是伯爾轉而向家人索取。

東線戰場那支困獸猶鬥的德軍分隊正是服用了藥丸，才得以擊退蘇軍，絕處逢生。

德軍高層並非不知道藥物可能存在風險的副作用，但為了讓手下成為不眠不休的戰爭機器，這些顧慮簡直不值一提，何況士兵在戰場上的生命往往是以小時來計算，誰會想到戰爭結束的時候？誰還在乎倖存者日後的健康？

一九四二年六月，德軍印發了美其名曰《抗疲憊指南》的「服藥說明書」，其中寫道：「（脫氧麻黃鹼）每次服用兩片，之後三到八個小時可以不用睡覺；服用兩次，可以讓你堅持二十四小時戰鬥不停。」納粹分子甚至強迫戰俘和囚徒服用這類藥品，讓他們不知停歇地為希特勒從事各種超乎尋常、慘無人道的體力活。

原來和現在某些服用興奮劑的運動員一樣，德軍的戰鬥力也是摻了水的！

那麼，脫氧麻黃鹼究竟是什麼？它有什麼神祕性？軍隊從什麼時候開始意識到藥物對戰局的輔助作用？

何以解憂，惟有杜康

古人當然沒有發明出提高戰鬥力的化學製品，但從某種意義上來說，酒就是一種可供選擇的興奮劑。

戰爭不光是武器、體力、國力和智謀的較量。戰爭環境使人高度緊張，單調乏味的生活使人苦悶抑鬱，長時間的作戰使人疲倦不堪，這些全都是亟待解決的問題。尤其是易受摧殘的精神因素，一旦輕忽，很可能功虧一簣，乃至大敗。越戰時，美軍就公開傳閱色情雜誌《花花公子》（*Play Boy*）。

如是之故，戰場的興奮劑必須能解決官兵的緊張、焦慮等負面情緒，必須能強化他們的作戰意志和積極精神，還必須能提高戰士的持久耐力、作戰技能和判斷能力。

古人很早就發現了酒精的神奇作用。雖然過量飲用可能嚴重影響判斷力和動作平衡性，甚至導致昏醉；但少量飲用的確可以讓人產生愉悅放鬆的情緒，思維在短時間內亢奮，膽子也容易短暫性壯大，如果控制得恰到好處，可謂利大於弊。因此，古往今來，雖然很多軍隊由於擔心紀律不良而禁酒，有些軍隊卻是睜一隻眼閉一隻眼，或者乾脆制定具體的發放酒精規則。說明了酒精的使用並非一無是處。英國海軍長久以來定期發放蘭姆酒給水兵，直到二十世紀七〇年代才完全廢止，就是這個道理。

禁酒看似只是一件發號施令的簡單事，其實不然，誰也不能小覷酒精的威力，處理不當，照顧不到下屬的情緒，後果可能極其嚴重！

西元一九九年，東漢末年的各路豪傑正打得不可開交，當時三國鼎立尚未形成，曹操已在北方初露崢嶸，而劉備不過是棲身他手下的潛龍，孫權年方十七，寂寂無聞，其兄孫策正在奠基江東。

曹操把窮途末路的呂布圍困在下邳。呂布集團擅長騎兵作戰，部隊有養良駒的習慣，呂布就因擁有一匹赤兔馬而如虎添翼，威力大增，單挑時幾乎所向無敵。雖然呂布武力超群，但此時已經山窮水盡，勢力式微，無奈地龜縮城中，騎兵長處無法發揮。

他的部下侯成有一匹名馬在戰鬥中丟失了，就好比現代戰爭中不慎丟了一輛造價高昂的美軍M1A2主戰坦克，心疼無比！好在，山重水複疑無路，柳暗花明又一村，這匹寶馬不久又重新歸隊，果真是老馬識途。大喜過望的侯成暫時忘卻被困的窘況，糾集了幾個老夥伴，準備好些酒肉，打算好好慶賀一番，頭腦單純的侯成也沒有忘記給老長官呂布送上美酒。

三國豪傑中，呂布是情緒管理特別差的一個，他曾發布禁酒令，再加上此刻心情煩悶，侯成此時正撞在槍口上。呂布自恃在軍隊裡的絕對影響力和高強武功，感覺權威受到藐視，根本不給侯成面子，當即嚴厲斥責：「我不是說了不准喝酒嗎？你們明知故犯是打算灌醉我，讓曹操抓走我嗎？」

侯成一片好心反而被罵得狗血淋頭，滿肚子委屈，回去和部屬商議，眾人覺得呂布反覆無常、注定失敗，此時已危在旦夕。曹操愛才，不如投靠曹氏，倒戈一擊，說不定還有生路，何必做呂布的殉葬品？

於是，他們暗中定下計謀，綁走了呂布的主要助手陳宮和高順。呂布見大勢已去，不得不退守最後的據點白門樓。部下眾叛親離，呂布自殺不得，只好就降，最終經「大耳兒」劉備點破，被曹操勒死，梟首示眾。＊

看來，小說演義中真正的「萬人敵」並不存在，頭號武將呂布面對重圍仍得束手就擒，關羽也曾兩次被擒，第一次被愛才的曹操委任借用，第二次在麥城被孫權部將斬首。呂布則是到死都沒搞清楚，一壺酒，竟然就是壓死他這隻「駱駝」的最後一根稻草。

到了現代，酒精的使用在軍隊中可謂比比皆是。蘇聯紅軍就是海喝的典型，伏特加是他們的摯愛，官方禁止不了，乾脆批量發送下去，無奈物資匱乏，無法滿足，繳獲的德軍美酒很快就成為搶手貨。酒喝乾淨後，蘇軍順便用廢棄的酒瓶製成汽油燃燒瓶，扔向德軍坦克。

二戰初期，美國海軍的老式魚雷採用壓縮氣罐燃燒的蒸汽渦輪來推進，燃料是美國農業部提供的穀物釀製品——乙醇（酒精的主要成分）。負責魚雷維護的潛艇水兵發現這些燃料可以當作可口飲品，居然偷偷積攢起來，集腋成裘，配成雞尾酒，在閒適的戰鬥間隙一醉方休。

德軍的情況也很類似，他們的國防軍和黨衛軍都不同程度地對酒精產生了依賴。希特勒本人雖然至死都保持著不抽菸、不喝酒、愛讀書的「清教徒性格」，他的士兵卻對之不屑一顧。

酒精對中樞神經系統的早期興奮作用可使人異常欣快、雙頰發紅、心跳加速，人會變得輕鬆和開心，一旦過量，興奮狀態即轉為抑制狀態，即酒精中毒，此時患者步態不穩、情緒不定、說話含糊不清、自我克制能力喪失，直至昏昏入睡，嚴重過量者甚至昏迷、死亡。

酒精會刺激大腦釋放多巴胺，多巴胺既能誘發欲望，又能使人產生欣快感。因此喝酒的人早期會感到快樂，又因同等的刺激效果會自動消退，嘗到了快樂的甜頭後，為了保持這種狀態，不自覺喝得更多。很多人在酒精面前把持不足，就是這個道理。

當然，酒精這種原始的飲料不可能滿足現代人對戰鬥力的要求，新型興奮劑因此粉墨登場。

安非他命，安樂而奪他人之命

大作家伯爾當年嗜好的脫氧麻黃鹼（methamphetamine），即苯丙胺，又名甲基苯丙胺。若對

＊《資治通鑑·卷六十二·漢紀五十四》：布將侯成亡其名馬，已而復得之，諸將合禮以賀成，成分酒肉先入獻布。布怒曰：「布禁酒而卿等醞釀，為欲因酒共謀布邪！」成忿懼，十二月，癸酉，成與諸將宋憲、魏續等共執陳宮、高順，率其眾降。布與麾下登白門樓。兵圍之急，布令左右取其首詣操，左右不忍，乃下降。

這一化學名稱有些陌生的話，你可能聽過「安非他命」（amphetamine）這個俗名。沒錯，這就是冰毒的有效成分！

伯爾生活的戰爭年代，人們對這類物質並未視為洪水猛獸或立法監管，戰爭機器的運作更使這種容易上癮的物質愈加濫用得肆無忌憚，不僅德國如此，其他軍隊也大同小異。

原來，彪悍的德軍之中藏著不少癮君子！

安非他命是一種神經中樞興奮藥，服用後會明顯感覺自信心倍增，變得膽大冒險又精神高度集中，容易亢奮激動。與此同時，饑餓、口渴、疼痛等感覺會減弱，甚至不想睡覺，目前多數國家已將其列為毒品。

然而，安非他命的老祖宗其實不在德國，而在古老遙遠的中國，它的「先祖」靜靜地生長在西北草原上。

中國的傳統藥材裡有一味「麻黃草」，這種常見植物的模樣頗為怪異，沒有葉子，只有莖桿露出地面。粗壯的莖桿收割下來晒乾捆綁後，活像一束束箭。三千多年前新疆一帶的人就已意識到它的作用，近年在考古發掘中，經常在出土古人類遺骸的身旁發現麻黃草，由於新疆乾燥，這些隨葬品得到較好的保存。後來，隨著張騫通西域，當地的麻黃草很可能從漢朝開始逐漸傳入中原，並被漢人引為藥材。

麻黃草經過蒸煮提煉後可得到麻黃素，人們拿來治療傷風感冒，止鼻涕、平喘很有療效，如麻黃桂枝湯或麻黃附辛湯，都是古代著名的方劑，但古人並不清楚其化學成分。進入近代後，科學家透過麻黃素提純得到麻黃鹼（ephedrine），終於以實驗證實這類物質可以興奮交感神經、抑制自律神經（又稱植物神經、自主神經）。交感神經一興奮，血管就會收縮，鼻腔血管也跟著緊縮，血流減少，分泌物自然減少；同時，氣管平滑肌一旦擴張就便於呼吸，氣管也跟著打開，那些因氣管不暢而導致呼吸受阻的人，自然覺得舒服多了。此外，人的神經系統要是格外興奮，循環系統也會加速運轉，心跳加速、心臟幫浦加強。與此同時，消化功能和性欲則降低。總體來說，交感神經系統的亢奮，就是為了讓人準備應對緊急的事情，包括爭鬥、比賽、逃跑、解決難題。在其他哺乳動物身上，情況類似。

在這個基礎上，人們經過化學加工，又製造出了偽麻黃鹼（pseudoephedrine），長江後浪推前浪，作用更顯著。到此為止，這些都是現代醫藥的常客，很多感冒藥都拿它們當主角，也不算毒品，但它們距離毒品只有一步之遙。

二戰全面爆發前，日本人長井長義已經發現了麻黃鹼的後代衍生物——脫氧麻黃鹼，即甲基苯丙胺（安非他命）的奇妙作用。一九三八年，柏林的泰穆勒製藥公司正式向市場推出這種新藥，大受歡迎，它的初衷並非為了讓士兵興奮，僅僅為了治感冒而已，但它很快就引起納粹軍醫奧托．蘭克（Otto Rank）的注意，此人的另一個身分是柏林軍事醫學院免疫生理學研究所主任。戰爭爆發時，蘭克透過臨床實驗發現，這種藥極可能助德軍一臂之力。第一批受試者便是入侵波蘭時的德軍司機，他們服用脫氧麻黃鹼後變得不知疲倦、勇猛異常，而且情緒高漲、鬥志旺盛，最神祕的是駕駛技能完全不受影響，精細操作似乎更加嫻熟，開著軍車在波蘭腹地長驅疾如電，搶了步兵很多風頭。此一結果讓蘭克和德軍高層喜出望外，安非他命由此受到士兵的青睞。

德軍橫掃西歐、直逼英倫的那段日子裡，據檔案揭示，大約有三千五百萬片安非他命及類似物被發送給德國陸軍和空軍，伯爾肯定也嘗試過。只不過數量顯然供不應求，不少士兵和伯爾一樣寫信請親戚朋友幫忙寄來。他們不清楚安非他命的嚴重副作用，但官方心知肚明，發覺有些士兵過量服藥後會狂躁不安、血壓和心跳不穩定、幻覺叢生、腹痛腹瀉、噁心嘔吐，甚至死亡。更可怕的是，很多人對藥物逐漸產生依賴，愈服用愈大量，小劑量根本沒效！

脫胎於麻黃鹼的安非他命簡直青出於藍勝於藍，副作用異常可怕，這是安非他命被許多國家標定為毒品的根本原因，也是麻黃草和感冒藥麻黃鹼必須受國家監控的原因——不法分子若想把這些東西加工成冰毒、安非他命，簡直易如反掌。

德軍中的明智人士試圖限制此藥的使用，無奈愈來愈殘酷的戰爭狀態和愈來愈不利的戰爭形勢，迫使更多士兵選擇嗑藥，軍方只能半睜半閉，畢竟打勝仗才是最緊要的事，健康和後遺症誰都懶得理，希特勒也只想著燃眉之急。對於普通士兵而言，他們嗑藥不過是為了完成上級安排的任務，為了不被打死和活捉，或純粹為了活下來，哪怕只是暫時地活著。

日本生產的所謂除倦覺醒劑Philopon，主要成分就是這種安非他命。戰爭末期，垂死掙扎的日軍組織「神風特攻隊」，其敢死隊員正是服用了安非他命後，駕著戰機瘋狂衝向美國艦隊，試圖同歸於盡。

戰後，很多戰爭倖存者紛紛出現各種各樣莫名其妙的神經症狀，有的最終久病臥床，喪失了勞動力和生活能力，早早離世，結局非常悲慘。各國政府才逐漸意識到問題的嚴重性，紛紛立法禁止安非他命的生產和使用。

二戰至今，儘管全球性戰爭不再出現，但局部戰爭此起彼伏，未曾停息。只要有戰爭，安非他命的幽靈就會在硝煙上空盤旋。而安非他命另一個響亮的名字——冰毒，更在企圖一夜暴富的人眼中成了不折不扣的搖錢樹，它的身影在表面繁華的地段鬼鬼祟祟地搖曳，在鶯歌燕舞、燈紅酒綠中搔首弄姿，從來不曾停歇，只因人類永遠藏著無法填飽的欲望，而能使欲望無限滿足和放大，正是冰毒的誘人之處。

伯爾如果在天有靈，肯定會寫一部關於冰毒的小說，告誡世人。

老態龍鍾的英倫巨人

溫斯頓・倫納德・斯賓塞・邱吉爾爵士
Sir Winston Leonard Spencer-Churchill
一八七四・十一・三十~一九六五・一・二十四

烈士暮年，壯心不已

一九五八年，時任美國副總統的尼克森（Richard Milhous Nixon），千里迢迢前往英國肯特郡韋斯特哈姆（Westerham）以南兩公里的查特韋爾大莊園，拜訪前首相邱吉爾爵士（Sir Winston Leonard Spencer-Churchill）。

這些年，耄耋之年的邱吉爾過著悠哉的退休生活，不問世事，潛心寫作與繪畫。不過下議院依舊保留著他的議席，直到去世前一年的一九六四年，他才正式「退休」。

英國在二十一世紀初舉行了一次「英倫偉人」民意評選，邱吉爾榮獲第一名，這個結果在不少人心中並不意外。

尼克森出訪時，冷戰正酣，世界動盪不安，東西方陣營的拉鋸戰此起彼伏，夾在中間的小國們也沒有安靜下來的打算。尼克森一行匆匆而來，考慮到邱吉爾年事已高，已可預料這位喜歡站在鎂光燈下的主人不會站在門口相迎。

在管家的引領下，尼克森誠惶誠恐地走進這所豪華莊園的客廳。這次談話能有什麼實質性的收穫不得而知，但尼克森早就打聽到，邱吉爾暮年多病，儘管莊園賓客如雲，但他每天大多數時光都是靠吃飯和品酒打發，至於客人嘛，到底是誰，帶有什麼目的，他似乎早已漠不關心，甚至可能連記起他們的名字都有心無力了。

不過，一想到邱吉爾是何等政壇名宿，既是二戰時威名顯赫的巨頭，又是英國人的大英雄，尼克森不由得快步走入，充滿肅敬的心裡藏著準備好的問候與問題。

此時，老英雄正半睜著眼，斜倚在躺椅上，似乎對來訪者的到來一無所知。尼克森事後回憶，「他看上去幾乎像一具殭屍」。

在工作人員的幫助下，雙方先握握手、客套幾句。那隻曾經扭轉乾坤的大手，在尼克森的掌心裡是那樣冰涼而軟弱無力。尼克森很快就發現表情僵硬的邱吉爾說話聲音很微弱，異常含糊不清，曾經伶俐並勾勒過無數精彩演講的舌頭徹底生鏽了。老人和四年前相會時已判若兩人。

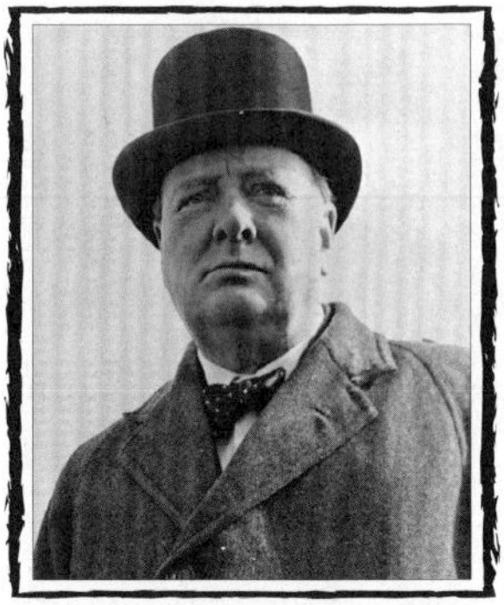

尼克森向他詢問了一些關於古巴革命的問題，只見邱吉爾的眼神充滿迷茫，不知道是否連耳朵都不大好使，總之，他一改昔日果斷犀利的風采，變得遲鈍而模稜兩可。

尼克森又向他討教中國大陸與臺灣之間劍拔弩張的對策，邱吉爾只是微微一笑，左顧右盼了一下，喉嚨裡艱難地爬出幾個不知所謂的單詞，讓在場所有人都莫名其妙。

「廉頗老矣，尚能飯否？」如果尼克森是中國人，第一反應肯定是這句古語。

在尼克森有點心灰意冷之際，邱吉爾倒是看出端倪，示意助手端來一杯白蘭地。酒一到手，他居然敏捷地一飲而盡。只有這一瞬間，人們才稍稍看到他當年雄姿英發的影子。

邱吉爾奇蹟般恢復了活力，眼睛煥發出光芒，講話也清楚了，開始關心起周圍的事物。

「我在《晨報》上讀到一篇關於非洲的報導，說加納正在考慮併吞幾內亞。」尼克森告訴邱吉爾這個消息，並詢問他的看法。

「什麼！真是放屁！我認為加納不用吞併幾內亞，幾內亞這種鬼地方本身的存在就是一個亂局，誰吞併它都會消化不良！」邱吉爾突然亢奮起來，口吻變得異常堅定，彷彿頭腦一下子回到過去的巔峰，「二戰時，我們還得和你們美國人合作，討價還價在所難免，羅斯福總統過早強迫我們讓殖民地獨立。哼！看到沒，現在這些國家在未準備就緒前就肩負起行政管理的重任，結果只會比以前更壞！」邱吉爾開始理智地發起政治牢騷。

大約一小時後，尼克森看出邱吉爾累了，起身告辭。已經清醒的邱吉爾堅持送他到門口。年屆八十二歲的他離開椅子，在一邊一個助手的攙扶幫助下，顫顫巍巍拖著步子走出來。當大門打開時，攝影記者的強烈燈光刺得人睜不開眼，卻讓邱吉爾瞬間神采飛揚。他站直身子，用力推開助手們，努力讓自己獨自站著，眼睛閃著光芒，右手擺出表示勝利的「V」字形手勢——他的招牌動作。相機咔嚓咔嚓響個不停。

尼克森意識到，這也許是他與邱吉爾最後一次見面，不由自主說：「尊敬的邱吉爾爵士！您說過只有自由世界的人民強大起來，才能在全世界維護和平、發展自由。您可以再發表一篇關於東西方關係的演說嗎？就像二戰時面對納粹的狂轟濫炸，您發表的那篇保衛倫敦的著名演說一樣。您說，您能奉獻的唯有熱血、辛勞、眼淚和汗水。」

「是嗎？我發表過什麼演說嗎？我怎麼想不起來……」邱吉爾吃力地回想卻一無所獲，眼神又開始迷茫起來，彷彿從高峰再次跌回低谷。

尼克森對此的結論是，只有權力才能讓老政治家獲得活力，哪怕只是暫時的。但綜合來看，除了權力，恐怕還有酒精？

這位英倫巨人顯然沒有完全昏聵，但是他的腦部功能正在可怕地退化。

老病纏身卻高壽

反應遲鈍，行動不便，記憶衰退，就是當年邱吉爾的真實寫照。

老人除了腦細胞的自然老化，疾病也是加速腦退化的重要原因。

據記載，晚年的邱吉爾曾經多次腦中風，從一九四九年到一九五六年的八年之間，頻繁發作了五次！每次都與死神擦肩而過。這段時間恰恰處於二戰後的第二次首相任期內，不過，頑固的邱吉爾對政治並不想「撒手不管」。

一九四九年八月，七十五歲的他出現頭暈、麻痺，當時被診斷為「腦血栓形成」。次年，症狀再發，並一度「運動性失語」，即腦子能意識到想表達什麼，但嘴巴怎麼也說不出來，這是大腦皮層某部分操控說話的機能受到影響，慶幸的是很快恢復正常。一九五二年二月，又出現口齒不清，記憶力明顯減退，行動開始出現障礙。一九五六年初，邱吉爾八十二歲，腦中風繼續襲擊，除了失語，還失去部分記憶，但兩個月後說話能力好轉。同年十月二十二日，第五次中風並伴發癲癇症狀，邱吉爾不得不從首相寶座上退下來，慢慢淡出公眾視野。不過，人們依然記得他每次發病被抬上救護車時，都不忘打著「V」字形手勢，對蜂擁而至的記者鏡頭展露刻意的微笑。

就這樣，老病纏身的邱吉爾在莊園裡度過了人生最後十年。

一九六五年一月十五日，邱吉爾最後一次中風，陷入無盡的昏迷。九天後，一月二十四日，邱吉爾撒手人寰，享年九十一歲。無獨有偶，他的父親也在七十年前（一八九五年）同一天去世，真是冥冥之中頗有天意。而二十世紀後期另一位傑出的首相，同為保守黨領袖的「鐵娘子」佘契爾夫人也是因為中風，在沉睡中離世。

從邱吉爾幾次中風的時間來看，大多是在寒冷的冬季，即十二月到二月之間，完全符合腦中風的發病規律。

偉大的溫斯頓・倫納德・斯賓塞・邱吉爾爵士去世了，在西方引起不小震動，尤其是他畢生服務的大英帝國。

英國女王伊麗莎白二世驚聞噩耗，下令讓邱吉爾的靈柩在西敏寺大教堂停靈三日，供民眾弔唁。此後，人們為他在聖保羅座堂舉行了隆重的國葬儀式。這是自一九一四年以來，首次有非王室成員享受如此高規格的待遇，自他以後，至今未有人再獲此一殊榮。議會也休會三天以示哀悼。如此厚葬，不得不讓人聯想到中國的「輟朝三日」，為過世的德高望重勳臣致哀，比如明代的張居正、清末的曾國藩，原來東西方的政治機構在某些傳統舉措上竟然如此相近！

話說回來，邱吉爾活到九十一歲，在那個年代實在難得。這是否代表邱吉爾除了中風之外，身體沒有太多毛病？到底中風致不致命？

其實，邱吉爾的身體天賦極其不足，是個僅重兩千五百克的早產兒，能在醫療條件簡陋的十九世紀存活下來，本身就是小小的奇蹟。而他童年時代的體弱多病能夠戰勝各種類似百日咳、白喉、猩紅熱等當年常見的兒童傳染病，免於夭折，長大成人，又是百裡挑一的運氣。

大概意識到自己的體質不佳，成年後的邱吉爾格外注重體格鍛鍊，並逐漸摸索出一套他認為行之有效的保健養生習慣。

他從青少年時代就酷愛體育運動，騎馬、開車、打獵、馬球、擊劍……無所不涉獵，曾獲校際擊劍比賽銀牌。做為貴族後裔，他後來在皇家軍事學校進行各種軍事科目的訓練，不到二十歲便從軍校畢業，成為一名合格而健壯的軍人。

邱吉爾還是位游泳健將，同時喜歡風浴、水浴、日光浴，運動幾乎貫穿了邱吉爾的花甲之年；甚至到了不惑之年，他還開始學習駕駛飛機，最終竟然拿到飛行執照，把銀鷹飛上了藍天。有了這樣的體能儲備，邱吉爾變得壯實起來，精力與日俱增，後天的刻苦磨練更為他日後在政壇叱吒風雲打下了基礎。

十九世紀末的非洲南部仍有英屬殖民地，爆發著名的「波耳戰爭」後，帶著強烈的冒險精神和體格自信，年輕的邱吉爾做為隨軍記者深入險境，利用如椽大筆和獨特視角撰寫大量報導。期間一度被敵對勢力俘虜並身陷囹圄，好在機智勇敢、身手矯健的邱吉爾最終成功逃脫。

邱吉爾曾幾次競選首相失敗，甚至在二戰結束前帶著巨大光環意外落選，但他毫不氣餒，隨時準備捲土重來。而且他待人十分寬厚，能夠諒解他人的過失和反對，包括那些強烈批評過他的人，虛懷若谷的心態讓他得以擺脫許多煩惱。他的開朗樂觀、詼諧幽默舉世聞名，被英國人稱為「快樂首相」。不論在公開場合還是與家人在一起，他都諧趣盎然，甚至在生命垂危之際也不忘幽默一把。病重時，身邊的人充滿哀傷，他卻說：「當酒吧關門的時候，我就要走了，再見吧，朋友。」

邱吉爾多才多藝，興趣廣泛，除了政治是一把老手，寫作和繪畫也是拿得出手的好戲。他的文學才能從記者時代就已嶄露頭角，日後憑其二戰回憶錄獲得一九五三年諾貝爾文學獎，在眾多政壇名宿中，獲此殊榮的僅他一人。

個性正面和興趣廣泛當然是長壽的催化劑，邱吉爾的善於休息，則是很多只關心保健食品的人所忽視的。

第二次世界大戰最激烈的關頭，德軍不分晝夜對倫敦狂轟濫炸，時時刻刻聽到聲聲炮火，邱吉爾不停奔波，睡眠時間嚴重不足。他往往抓住乘坐汽車的空隙，在座椅上打盹或閉目養神小憩。打盹時間雖短，卻能補回「欠眠」，為大腦重新充電。他對睡眠的掌控極好，一進入臥室就旁若無人，衣服一脫，倒在床上迅速鼾然入睡，睡得深沉，睡眠品質極高。除了夜間睡眠，邱吉爾還重視午睡。午睡在歐美曾被看作懶惰的表現，大忙人更是盡量不午睡。邱吉爾鄙視成規，我行我素，每天例行午睡一小時，只要有條件就堅持，雷打不動。

這些都能解釋邱吉爾的長壽，而且讓他多次逃脫死神與病魔的魔掌，那為什麼他發作了那麼多次中風呢？因為，再好的保健措施都會被壞習慣抵銷。

惡習多多，根深柢固

眾所周知，邱吉爾嗜菸如命，除了「V」字形手勢，他留給世人最深刻的形象便是夾著雪茄菸，滿臉悠然自得。邱吉爾認為抽菸能帶來貴族的自尊、精力的源泉，還有創作的靈感，為此吞雲吐霧，樂此不疲。

邱吉爾喜歡的自不是芸芸眾生抽的普通菸草，他要求高品質、高享受，理所當然非雪茄莫屬。不僅如此，他的雪茄消耗量極其驚人，每天抽掉十五、十六根雪茄稀鬆平常，最多一天可抽三十多根。有人統計過，邱吉爾一生抽了三千公斤雪茄，足以登入金氏世界紀錄，至今恐怕還未被人打破！另外，邱吉爾抽菸斗也頗為在行，添加什麼菸草更是考究。沒有雪茄的時候，菸斗之樂也聊勝於無，只要嘴巴有菸草燃燒的味道就行。邱吉爾從年輕一直到耄耋之年，吸菸從不停口，而從菸草中揮發出來的尼古丁等有害物質，必然是無孔不入地進入他的身體，損傷體內各處血管，尤其是腦血管和心血管。血管壁損傷後，人體的修復機制會過度召集血小板前往增援修復，於是，一坨坨血栓應運而生，而血栓是長在腦血管裡，還是立足於心臟冠脈某處，那就純屬隨機和運氣了。如此看來，邱吉爾多次出現腦血管意外可謂情理之中，最後沒有直接死於冠心病更是僥倖罷了。

除了抽菸，喝酒也是邱吉爾一大癖好。只不過做為「貴族」，他認為酗酒是骯髒的，因此堅持「有節制」的飲酒。那麼，他如何「節制」呢？

一八九九年，二十五歲的邱吉爾身為《晨報》記者被派往南非前線，間接參與了波耳戰爭。他帶了三十六瓶酒，其中包括十八瓶十年分的威士忌、六瓶陳年白蘭地。他認為酒是必備的主食，似乎覺得酒精比墨水更重要。

邱吉爾對威士忌情有獨鍾。據說他年輕時在印度南部生活過一段時間，那裡條件艱苦，衛生惡劣。當時他還不怎麼喜歡威士忌，但有一次口渴得厲害，面前的選擇只有噁心的髒水，以及混雜了汙水的威士忌，邱吉爾毫不猶豫選擇了後者，並結下一生的緣分。

當上首相後，身為公眾人物，邱吉爾拒絕戒酒。他聲稱歐洲人喜歡能喝酒的領導人，甚至沒有阻止酗酒的謠言。年歲漸長，邱吉爾承認必須依賴酒精。每天醒來總習慣先喝一杯威士忌，白蘭地和香檳則是他午餐和晚餐的座上賓。

直到一九五三年，政治生命行將結束之際，邱吉爾的生活才有了變化的跡象，他說：「我正在努力減少酒精的攝入，嘗試拿君度甜酒代替白蘭地。」然而，由於淡出媒體鎂光燈，放縱在所難免。在去世前十年的退休生涯裡，其實他喝得比以往任何時候都多。他從不錯過午餐喝一瓶香檳，白蘭地和威士忌也總在一旁隨時補充，以至於客人們都說，邱吉爾的血液中充斥著酒精！

雖然沒有發酒瘋，但隨著腦病的頻繁發作和酒精的蓄積，邱吉爾日漸迷糊。而且每次臨時再喝一點，人就清醒些，自然繼續喝下去，陷入酒精依賴的惡性循環。邱吉爾是個酒鬼嗎？他喝了這麼多、這麼久，身體當然飽受其害。

醫學上，少量攝取葡萄酒是有益的，不過無限制飲酒終究會損害身體各個器官。酒精能侵蝕腦細胞，導致它們變性、變形，抑制神經傳導功能，這種損傷是不可逆的。有研究指出，長期大量飲酒，如每日飲兩百五十毫升以上並超過十年，將損害心肌細胞，會造成心臟擴大、心肌收縮力減退，使心衰加重，還容易發生心律失常。臨床上經常見到的酒精性心肌病，就是大量飲酒造成。還有研究發現，腦中風的病患中，長期大量飲酒者的比例比不喝酒者高兩、三倍，主要指的就是腦出血的病患，因為大量飲酒會引起中樞系統的興奮、血壓升高、心率加快，當血壓高到一定程度，腦血管承受不了就會爆裂出血。

邱吉爾在最後的歲月中，思維開始混亂，記憶力明顯下降。到後來甚至認不出朋友，也無法讀書和看報。酒精與菸草正一步步把他推向痴呆的邊緣。

一代名相，我行我素

通常腦血管有問題的病患，心血管也好不到哪裡去。邱吉爾亦然，老早就爆發過心臟問題。

一九四一年底，二戰最艱苦的時刻，邱吉爾在美國和羅斯福會談期間心臟病突發。當時為了顧全大局，避免打擊抗法西斯聯盟的士氣，邱吉爾要私人醫師隱瞞此一情況，以免在盟國間引起恐慌。

其後，許多心臟疾病的症狀在他身上逐步暴露出來。他說道：「我常常在夜間喘不過氣，我站起來打開窗子，仍然覺得心中又悶又痛，不適感會放射到左肩部。」這樣典型的症狀自然引起醫師注意。「心臟動脈機能不全」是當時的診斷，醫師告訴他如果再不好好休息，將帶來災難性的後果。但那時正是戰爭最緊張的時刻，要他遵從醫囑可謂難上加難。幸運的是，邱吉爾一邊治療一邊工作，居然挺了過來。

一九四三年十二月，同盟國即將取得決定性勝利，邱吉爾、羅斯福和史達林三巨頭在伊朗德黑蘭舉行了重要會晤。結束時，邱吉爾走上飛機，臉色蒼白，疲憊不堪地癱倒在沙發上，指著鎖骨上方的位置喊痛。第二天他發起高燒，胸痛愈加明顯，醫師檢視後發現是嚴重的肺炎伴心臟病。那段時間邱吉爾呼吸困難，脈搏跳動變得微弱而紊亂，心臟衰竭了！醫師一邊用磺胺藥治療肺炎，一邊用毛地黃暫時控制住他的心臟病。

邱吉爾的一生中，是否得過心肌梗死？這是個值得探討的問題，畢竟，如果血管梗塞的位置不是非常重要，或者心肌受到累及的範圍不算很大，在當年沒有支架植入的條件下，病患是可以緩解症狀並繼續存活的。如果他能做一次冠脈造影檢查，我認為出現多處血管狹窄的機會非常大！

總而言之，邱吉爾雖然有心臟的毛病，但由於時局與個人因素，未引起足夠的重視，生活習慣沒有絲毫改變，工作、政治、菸酒依然占據了他的全部。

此後，他的中風問題倒是愈加明顯，但當時英國官方給的解釋是「首相用腦過度」，掩耳盜鈴一番。邱吉爾帶著中風的腦袋和病殘的身軀，繼續住在唐寧街十號，直到年屆八十實在衰退得不行，才戀戀不捨地搬走。

是的，權力可以使他暫時恢復光彩，卻無法讓他的身體返老還童，何況他的身體早已被菸酒腐蝕浸透。

邱吉爾去世前曾有一陣子迴光返照，含含糊糊說的最後一句話是：「這些多麼令人煩惱啊！」不知道他指的是困擾的疾病，還是畢生的惡習？

閃電惡魔的閃電死亡

海因里希．辛姆勒
Heinrich Himmler
一九〇〇．十．七～一九四五．五．二十三

閃電軍歌與閃電部隊

近年來，年輕人對歷史的認知愈來愈淡漠，網路上流行的一首所謂的軍歌——〈納粹德國黨衛軍第一裝甲師軍歌：SS閃電部隊在前進〉——居然有了不少粉絲。單純從音樂的角度看，這首歌沉雄慷慨、氣勢磅礴、節奏鏗鏘，又帶點奇幻色彩，配上德軍精銳部隊雄姿英發的閱兵影像，能迷倒一些年輕人原是情理之中。

然而，很少有人仔細探究這首歌的來歷。其實它不過是一首以訛傳訛、譁眾取寵的贗品軍歌。〈SS閃電部隊在前進〉本來是某樂隊創作的〈The Mass〉，並非為納粹謳歌，只是借鑑了德意志傳統作品〈布蘭詩歌〉的曲調。據說，納粹最高領袖阿道夫．希特勒本人對〈布蘭詩歌〉深感興趣，他的軍隊裡有不少軍歌取材於這類作品，而德國武裝黨衛軍第一裝甲師的軍歌，或許同樣帶有〈布蘭詩歌〉的某些音樂成分。既然具有相似的旋律元素，〈The Mass〉在網路炒作不止的年代被張冠李戴，也就在所難免了。

儘管當紅歌曲是假軍歌，但「ＳＳ閃電部隊」卻是真實存在過的。奇怪的是，這支神祕又血腥的部隊，本質上僅屬於準軍事組織而已，完全不是納粹正規軍。為什麼？他們和閃電又有什麼關係？這全都要從他們的首領——以冷血殘暴著稱的辛姆勒（Heinrich Himmler）說起。

海因里希．辛姆勒，著名納粹頭目、反人類戰犯之一。從小夢想能指揮一支所向披靡的軍隊，征服世界，年僅十七歲就在父親熟人的保送下加入德軍，參加第一次世界大戰，只不過還沒來得及施展一個小兵的軍事才華，德國就被迫戰敗投降。

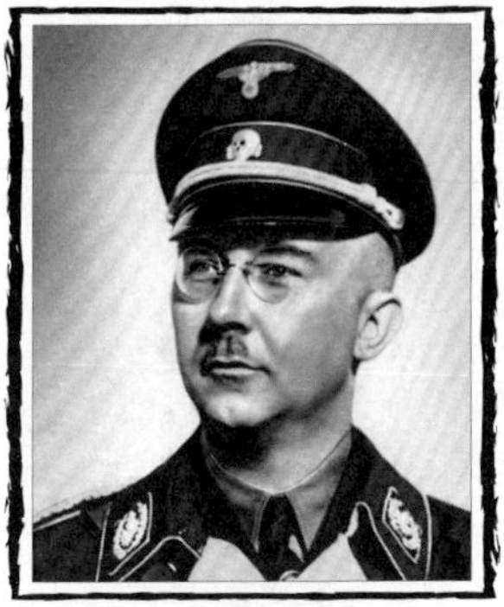

在那樣動盪不安的年代，時來運轉的不僅是原本名不見經傳的德軍下士希特勒，無名之輩辛姆勒也開始嶄露頭角。原來，希特勒的納粹組織豢養著一支武裝部隊，即「衝鋒隊」，但其領導人始終和希特勒貌合神離。經過多次劇烈的內部權力鬥爭，希特勒終於提拔了善於巴結逢迎、執行力超強的辛姆勒擔任首領。辛姆勒親手把這支烏合之眾改組成令人聞之色變的ＳＳ閃電部隊——納粹黨衛軍。

黨衛軍（Schutzstaffel）為德語Schutz（護衛、近衛）與Staffel（團隊、隊伍）的組合詞，簡稱SS，是納粹黨的武裝警察組織，主要負責情報蒐集、監視、拷問和行刑等。除了威嚴的黑色制服以及恐怖的骷髏標誌，黨衛軍的隊徽——以兩道閃電做為「SS」的圖案，也讓世人顫慄不止。據說在北歐神話中，閃電象徵著戰無不勝。

黨衛軍直接參加了法西斯侵略戰爭，以殘酷的手段迫害和屠殺數百萬進步人士、猶太人、被占領區居民及戰俘。幾乎所有慘絕人寰的屠殺暴行，都是由黨衛軍的骷髏隊實施執行。這一切當然源自其首腦、納粹內政部長辛姆勒的策劃、鼓動、命令乃至直接指揮。辛姆勒就是「閃電惡魔」。德國《明鏡》周刊評價他為「有史以來最大的劊子手」。

多行不義必自斃，隨著納粹德國政權樹倒猢猻散，絕大多數納粹頭目最終都死於非命，辛姆勒能例外嗎？他能創造奇蹟、逍遙法外嗎？

神祕的閃電之死

一九四五年春末，歐洲的硝煙逐漸散去，納粹德國已在苟延殘喘中走向最後的滅亡。

連接德國北部和瑞士的邊境小鎮上，一名個頭矮小、戴著眼鏡、臉色蒼白、一臉鬍渣的中年男子正緊張地跋涉前進，他身邊還有兩位身材魁梧的同伴。

男子身上穿著人們司空見慣的德國國防軍軍服，制服和軍帽均已破舊且沾滿塵埃，應是從前線敗退下來的散兵游勇，只不過從軍服上的軍銜標識來看，他似乎只是個無關緊要的小角色。也許是因戰爭負傷，他的左眼瞎了，用一塊黑色的眼罩煞有介事地把傷殘之處遮蓋得嚴嚴實實。

雖然這三個人沒有攜帶武器，但腳步匆匆，眼神鬼祟而警惕，邊境哨站的英國占領軍士兵把他們扣下問話。

獨眼男子被單獨帶到一邊進行盤查。

「你叫什麼名字？」英軍問道。

「海因里希．希金格爾。復員軍人。」男子一臉麻木，回答倒是利索。

英軍士兵隨後從他身上找到了身分文件，上面填寫的資料除了姓名，還有軍銜「中士」。

望著這張陌生的臉，以及上面那副骯髒的眼鏡，英軍士兵沒覺得太大不妥，類似的低階軍人滿街都是，如果全抓起來，戰俘營顯然沒那麼大的容量，德國數百萬戰敗軍人總不可能統統坐牢吧？

但是，中年男子身邊的兩個壯漢引起了英軍士兵的警惕，從他們的行進姿勢來看似乎是在警戒，一個小小的中士，竟有資格享受貼身護衛的待遇？

就這樣，嫌疑男子被帶走，必要的身分識別正悄悄等待著他。

審訊室裡，英軍情報人員對這個神祕男子展開反覆審問。男子開頭的對答還算井井有條，像是早就編好說詞似的，然而，隨著問話的深入，情報人員發現他前言不對後語。男子的雙頰開始泛紅，血管搏動得像抽搐般，皮膚上的鬍渣益發清晰可見，顯然很久沒有梳洗修整，但嘴唇上方卻又乾乾淨淨，看得出剛剛才剃了鬍子。

情報人員愈發覺得此人可疑，愈問愈急，提問像暴風驟雨般潑向嫌疑男子。氣氛由凝重沉悶變得緊張激烈，再變得殺氣騰騰。終於，男子沉默了，臉色由暗紅轉而變得慘白，忽然間，他從這種無休止的審問中爆發了，一拍桌子，大聲吼起來：「別問了！你們別問了！你們算什麼東西？叫你們最高長官過來！你們知道我是誰嗎？」

審訊室頓時鴉雀無聲，燈光一晃一晃的，幾分恐怖的氣氛油然而生。在一剎那間，時間好像頓時停滯住了。

「我是海因里希．辛姆勒，德國的第二把交椅！」說罷，男子一把扯下左眼罩，圓睜雙目，眼神裡充滿了狂妄和蔑視。

「你是辛姆勒，那我就是凱撒大帝了！」一旁的小兵以為他故弄玄虛，禁不住嘲笑起來。

這場爭吵和鬧劇很快就驚動英軍情報機構上層，他們立刻派人前來調查核實。經過照片比對與筆跡鑑定，人們終於相信，坐在裡頭那個猥瑣的小個子，正是殺人無數的辛姆勒。

原來，辛姆勒見納粹政權大勢已去，試圖和英、美兩國單獨媾和，不料計畫曝光，希特勒勃然大怒，決定開除並處決「叛徒」。曾為納粹第二號人物的他只好倉皇出逃，扔掉盛裝SS軍服，換上普通的士兵裝束，剃掉不可一世的黑鬍子，搞了一份假證件，趁希特勒生死未卜時潛逃瑞士。

一邊是自己人的追殺，另一邊是盟軍的追捕。辛姆勒腹背受敵，惶惶如喪家之犬，終究插翅難飛。

英軍意識到這個戰犯的存在時，立馬下令連夜對辛姆勒進行全面搜身。士兵在他的衣服裡找到兩個玻璃藥瓶，辛姆勒聲稱是治療胃痙攣的藥。英軍愈發覺得不可大意，再次對他進行身體檢查。這一次，軍醫在辛姆勒嘴巴裡發現了第三個小玻璃瓶——「帶有藍色蓋子」的物體。

軍醫試圖取出瓶子，說時遲那時快，辛姆勒猛地向後一仰頭，將整個小樽咬碎後吞了下去。「瓶子裡裝的是毒藥！」在場所有人猛然意識到事態的嚴重性，迅速撂倒辛姆勒，撬開他的嘴想把東西摳出來，還有人用力捶擊他的胸背部。但一切都太晚了。驚心動魄的幾秒鐘過後，辛姆勒倒地不起，抽搐了幾下，隨後意識喪失，迅即氣絕身亡。現場紀錄顯示：「殺人魔王於一九四五年五月二十三日二十三點十四分停止了呼吸。」

到底是什麼毒物讓納粹的「閃電惡魔」逃脫了審判？

穿越的假設

據說，軍醫們化驗了辛姆勒身上另外那兩個小瓶子，證實裡面是一種當時很流行的劇毒藥物！英、美的法醫對犯人的死因有疑議時往往會做解剖，如果辛姆勒當年有被解剖的話，驗屍報告或許是這樣——

屍斑暗紅色，位於腰背部未受壓處，指壓褪色。雙眼角膜透明，瞳孔大於〇．五公分，雙眼瞼結膜較多點狀出血。口唇紫紺，黏膜見輕微破損。解剖見屍體血液不凝，血液、肌肉呈鮮紅色。顱骨無骨折，顱內未見損傷及出血。氣管、食管黏膜完整。心外膜無明顯出血，冠狀動脈未見明顯狹窄。剪開胃壁可聞及刺激性氣味，胃空虛，胃黏膜片狀潰瘍、出血、淤血。血液及胃壁組織中檢出氰化物成分，血液中氰化物濃度異常升高。

當時的記載是，辛姆勒死於氰化物中毒。不過事實上，辛姆勒並未被解剖驗屍。基於多種複雜的原因，盟軍決定迅速將他祕密掩埋於一個沒有墓碑的墓穴中，從此無人知曉，也讓後世的納粹分子無法再拿他的遺物或墓碑進行借屍還魂般的興風作浪。這個下場如果屬實，倒是和前些年被美軍海豹突擊隊擊斃的賓拉登差不多。

為什麼氰化物具有如此強大的毒性？

化學家很早就合成了一種含有氰基團（-CN）的無機化合物，這就是氰化物，主要在工業領域用途廣泛。氰化物能以晶體或無色氣體的形式出現，多為「苦杏仁」味。氰化物又以氰化鈉、氰化鉀最常見，毒性主要取決於代謝過程中析出氰離子的速度與數量，其中毒機制為：抑制細胞色素氧化酶，阻斷電子傳遞，使細胞失去對氧的利用能力而引起「內窒息」。中樞神經系統的細胞對缺氧尤其敏感，它們由於缺氧而凋亡時，人體的呼吸、循環等系統也會相繼停止運作，另外，經消化道進入人體的氰化物也會直接破壞胃腸道，加速病患的死亡。由於血液中的氧無法利用，其含量便超乎尋常地增高，再加上血液中氰化血紅蛋白的形成，屍斑常呈鮮紅色。受害者由於缺氧，唇部常常發紺。氰化物可透過消化道、呼吸道、皮膚以及注射血管等方式進入體內。當大量氰化物進入體內後，受害者會在數秒鐘內迅速昏迷，幾分鐘後即出現呼吸、心跳停止，呈「閃電式」死亡，也是氰化物中毒致死的典型特徵。

解剖屍體時，可見血液不凝固，血液、肌肉均呈鮮紅色，體內可聞到苦杏仁味。此外，消化道、呼吸道、局部皮膚或注射部位會出現腐蝕現象。「如果有一種毒素幾乎能成為毒藥代名詞的話，非氰化物莫屬。」一位美國疾病控制與預防中心專家說。有人甚至認為，氰化物簡直就是毒物之王！

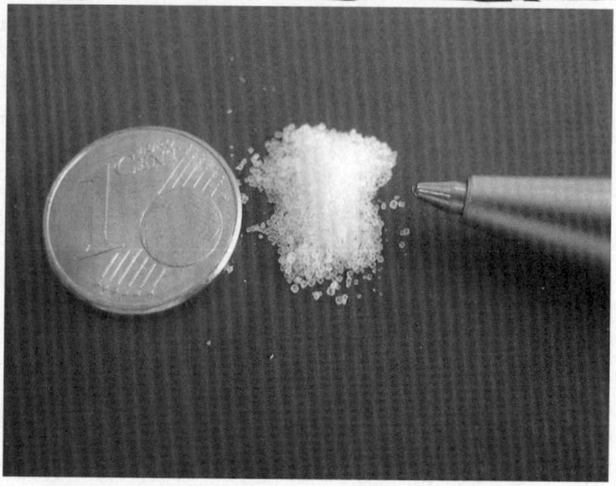

▲ 微量即可致死的氫化鉀。

《法醫毒物分析》認為氰化鉀的致死劑量在五十～二百五十毫克之間，與砒霜（As_2O_3）的致死量貌似差不多。不過是否致死，還需要看血液中的濃度。具體地說，如果口服氰化鉀固體，約三分之一顆普通膠囊或半個小硬幣大小的粉末量，幾乎就肯定可以置人於死地。如果考慮的是最小致死劑量，那麼米粒大小的氰化鉀粉末就足以致死。辛姆勒吞下的應該大於這個劑量，立即死亡可謂必然。

由於氰化物的毒性如此強烈，「威名」早已超出了醫療界、工業界，漫畫《名偵探柯南》中，柯南經常會聞一聞死者的嘴，如果是苦杏仁味，他的判案進度便會快速提升。

二戰期間，納粹德國曾用氰化物在數個集中營內殺害數以萬計的猶太人，在人類歷史上留下最沉重黑暗的一筆。這一切，正是在辛姆勒眼皮底下進行的，而他最後也選擇用氰化物來逃避審判與懲罰。

歷史上用毒物殺人或自殺的選擇很多，可謂林林總總。就中國而言，一部歷史幾乎每個角落都有毒物的鬼影若即若離，甚至衍生出「引鴆止渴」的成語。當然，想像力不免誇大，自然界沒有一種鳥類的羽毛可以被製成毒物。

但是，這並不妨礙古人使用行之有效的毒物。呂后使用毒飲，硬生生害死了情敵戚夫人的兒子趙王劉如意；「白痴皇帝」晉安帝司馬德宗被臣子用毒物毒死；一代「詞帝」李煜相傳死於宋太宗的「牽機藥」（含有中藥馬錢子成分），死狀極為慘烈；近代北洋水師戰敗於日本，高級將領如丁汝昌、劉步蟾等人均服鴉片自裁；而光緒皇帝近年被科學鑑定出死於砒霜中毒。到了現代，不少名人皆選擇服用超量安眠藥，以此與人間告別。

然而，若和氰化物相比，這些毒物實在是小巫見大巫。

就拿很常用的毒物砒霜來說，相比於氰化物，服用砒霜大約需一小時才會出現中毒症狀，且要等到數小時後才會死亡，甚至拖到次日。由於它要在消化系統走一個過場，也就給醫師留下了充足的搶救時間。同時，砒霜的水溶性也比氰化物差很多，不容易製成溶液讓受害者迅速吸收。此外，砒霜進入消化道後，受害者通常會腹痛劇烈難忍，死得極其痛苦。同樣是找死，納粹分子是不會自虐的。

安眠藥也很常用，缺點是致死所花費的時間可能更長，如果辛姆勒想用這種舒舒服服的辦法一睡不醒，估計不太實際，因為第二天就會被盟軍拉去洗胃、折騰一番。

綜合來看，氰化物的確是很「優秀」的毒藥，見效快，毒效徹底，比起吞服鴉片半死不活有效多了；若比於自焚、跳樓、墜海、切腹，痛苦程度則大大減輕，雖然看起來不那麼壯烈，配不上「烈士」頭銜。

二戰期間，被捕的特工常使用氰化物自殺以避免慘遭敵方酷刑。納粹領導人赫爾曼．格林（Herman Goering）在紐倫堡審判中被判絞刑，但在執行絞刑前一晚以氰化物自殺。柏林被攻克前不久，希特勒為了與情婦伊娃．布朗同歸黃泉，也吞食了一粒氰化物膠囊，並在咬破膠囊的同時朝自己太陽穴開了一槍，雙重自殺，包準管用！

二〇一七年二月十三日，朝鮮領導人金正恩之兄金正男，在馬來西亞機場遭遇不明身分者襲擊，臉部被突然噴灑和塗抹劇毒物質。雖然遇害者曾經報警，並一度被帶到臨時診所，但病情急轉直下，最後在送往醫院途中死亡。經過驗屍後，馬來西亞警方根據化學武器分析相關部門提交的初步報告，於二月二十四日發布公告，稱遇害男子眼部黏膜與臉部的擦拭物是ＶＸ神經毒劑。這是一種劇毒的有機磷酸酯，為無色無嗅的油狀液體，外觀類似機油，首先被英國人開發出來並應用於戰場，可以經過皮膚黏膜直接進入人體，毋須口服和注射，吸收後會隨著血液循環分布到各器官和組織，重度中毒者最後往往死於呼吸中樞抑制與呼吸肌麻痹導致的呼吸衰竭。相比氰化物，ＶＸ神經毒劑可謂青出於藍！

辛姆勒——錯綜複雜的矛盾體？

氰化物或許無處不在，它自然存在於某些食物和植物裡。比如香菸，只不過香菸內的氰化物含量很低，不至於致死罷了。氰化物一無是處嗎？當然不是。做為重要的化工原料，氰化物被廣泛用於塑料生產、膠卷沖洗、從礦石中提取金子、殺死害蟲、電鍍等領域。

氰化物背負著魔鬼一樣的罵名，其實只是人類過度貪婪而導致汙染蔓延而起，並被別有用心者拿來做為殺人或者自裁的工具，以至於化學成分本身也顯得臭名昭著。

許多人以為辛姆勒可能是個瘋子，是僅次於希特勒的狂人，辛姆勒有正常的一面嗎？

就外表而言，此君儀表斯文，一副金絲眼鏡、一頭有點過早稀疏的短髮，還有那雙似笑非笑的眼睛，多少增添了些許學者的感覺。的確，他生於虔誠的天主教家庭，年輕時鑽研過學問，還跟隨父親辦過農場和養雞場，並為此專門修讀了農學專業，可惜半途而廢。

他下令建造集中營和滅絕營，屠殺了幾百萬猶太人，但據說在現實生活中，他是個動物保護主義者和素食主義者。他的女兒古德隆回憶起「摯愛」的父親時說：「他是一個特別可愛的人。」辛姆勒的日記透露出他更關心午餐吃什麼，而不是為希特勒策劃可怕的屠殺。他甚至看到鮮血就會作嘔。有一次，他在明斯克郊外觀看大規模射殺猶太人的場面時，一名受害者的腦漿濺到他的軍大衣上，嚇得他險些暈倒。

他也會「大義滅親」。堂侄漢斯是一名黨衛軍中尉，有次因酒醉而洩漏了重要情報，辛姆勒知道後對他判處重刑。後來漢斯更因言論不當被送入集中營槍殺。對辛姆勒來說，即使有血緣關係，只要有破壞紀律或損及納粹政權的行為，都不應該被寬恕。

這個看似冷酷無情的傢伙，實際上是個軟弱怕死之徒。英軍士兵回憶，辛姆勒的身分被確認後，「他對接下來的命運害怕極了，一心想保住性命。」此人是個「哭哭啼啼的懦夫」，最後因為絕望才選擇了自殺。

說到底，他是有著多重面目的矛盾複合體。

本質上，辛姆勒只是個懦弱的知識分子，如果生在和平年代，或許會成為學者或教師，如同氰化物一樣，發揮應有的積極作用，可惜生於亂世，可惜他不甘心只是個知識分子。

辛姆勒背負惡名，其實是因自身欲念、野心的無限膨脹，因此被希特勒拿來做為殺人的工具，就如氰化物一樣。最終，他還是成了希特勒和納粹主義的殉葬品。

罐頭，噩夢還是美夢？

西奧多・羅斯福
Theodore Roosevelt
一八五八・十・二十七～一九一九・一・六

勝利者的遺憾

一八九八年夏天，當時的美國還算不上世界頭號強國，但崛起勢頭已銳不可當。擴張的浪潮中，某些老牌的衰弱帝國成為美國的絆腳石和試驗場，美國既試驗對方的強硬程度，也測試自身的經濟與軍事實力，當然，後勤潛力也少不了。

那時候，西班牙軍隊仍然控制著美國的後院古巴。自從美國海軍的「緬因號」戰艦在古巴哈瓦那港被炸沉後，好戰的美國鷹派便認為，將西班牙勢力驅逐出古巴和菲律賓的天賜良機已經到來，美西戰爭就此拉開帷幕。

夏日的烈焰此時正炙烤著古巴本就潮溼的島嶼和叢林，一支頭戴西部牛仔帽、腳套長筒皮靴的騎兵隊伍在山裡艱難跋涉著。為了提防西班牙軍隊的埋伏，他們隨時保持著高度警惕，眼睛瞪得大大的，手指頭緊緊挨著步槍的扳機，時時不安地用眼角餘光掃射身邊的林木和不遠處的山崖。在他們中間，有位騎著高頭大馬的中年人格外引人注目，因為他不僅掛著一副濃密的大鬍子，還戴著一副文質彬彬、在戰地軍人中頗為少見的金絲眼鏡。

這也難怪，畢竟剛剛辭去美國海軍部副部長的西奧多・羅斯福（Theodore Roosevelt），綽號泰迪（Teddy），本來是個文職人員，時年四十歲。他是日後二戰中著名的「三巨頭」之一佛蘭克林・羅斯福（Franklin Delano Roosevelt）的遠房長輩，後人稱他為老羅斯福。

老羅斯福出生於富裕的商人家庭，由於從小患有哮喘，體弱多病，迫使他極早就開始注重體格鍛鍊和意志磨練，並從中培養出頑強的鬥爭精神和軍事情懷。年輕時他嗜好打獵，常與被他獵殺的大型凶猛動物屍體合影，相當好大喜功；遇到潑皮無賴的挑釁時往往毫不客氣地拳腳相向，洋溢著西部牛仔的俠客作風。當他步入政壇後，很快就一頭扎進了對海軍、海權的痴迷。

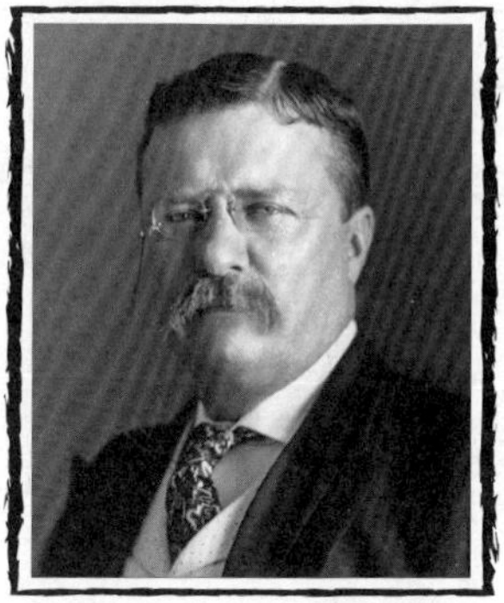

美國與西班牙準備大動干戈，老羅斯福大喜過望，覺得建功立業的時機到了，主動辭去舒適的辦公室職務，領著一群志願兵，佩戴著中校團長的軍銜，打算親自上陣大顯身手。

這天太陽西斜，已到了宿營的時刻。老羅斯福指揮哨兵布置好警戒線，要部下生起篝火，豎起帳篷，安頓戰馬，準備飽餐一頓，迎接第二天的挑戰。

「有什麼好吃的嗎？我可不要餅乾。」老羅斯福雖然長期從政，說話仍少不了霸氣。

「報告團長，這裡只有一些國內帶來的罐頭，是芝加哥生產的，這模樣我們還是第一次見到。」士兵說。

「你說的是那款鹹牛肉罐頭嗎？聽說是很有名的旅行口糧！快！拿來。」

士兵隨即遞給他一盒東西。老羅斯福接過來一看，頓時傻眼，這方形的金屬盒子似乎是第一次看見，商標也不是他熟知的那款，而且握在手裡感覺有點過度沉重。上頭黏貼的圖片倒是挺誘人——一塊鮮嫩的紅牛肉正滴著金黃的油脂，旁邊一行文字極其醒目：「伴菜燒煮，美味百倍！」

「他媽的！後勤部門都是吃屎的！連一點蔬菜都運不過來，還寫什麼拿蔬菜煮牛肉！」雖然老羅斯福罵罵咧咧的，饑餓還是暫時熄滅了他的火氣。他抄起一把鋒利的刺刀，狠狠戳開罐頭，準備把這盒東西放在篝火上烤一烤。

忽然，一股強烈又刺鼻的氣味從罐頭裂縫中竄了出來，明顯是化學物質的味道，和預想的牛肉醇香完全是風馬牛不相及！在場所有人莫不懷疑這到底是一盒罐頭還是一盒化工原料，老羅斯福更是被嗆得直咳嗽。

一位軍醫趕緊撿起來，仔細聞了又聞。「怎麼有點像屍體防腐劑的氣味呢？」他想起了讀醫科時為屍體做解剖的情景，而屍體都是用福馬林藥水浸泡的！

不過，大家的肚子畢竟很長時間沒有入貨了，此時也顧不上那麼多，再說罐頭不算什麼新鮮事物，幾十年前就開始出現在普羅大眾眼前，成為美軍的食糧也不是今日之事。於是，眾人紛紛把罐頭放在火上烤，希望驅散不良氣味，更等待著饕餮盛宴。

半小時後，一個士兵見罐頭中的液體已經沸騰，肉質開始發出點點泡沫，便拿叉子刺起一塊，用嘴巴呼呼吹涼後，一口塞進嘴裡。

「哇！上帝！這是什麼東西！」士兵咀嚼了幾下，忍不住把整塊牛肉吐了出來，還一連吐了好幾口唾液。大家頓時意識到情況嚴重。

老羅斯福趕緊過來一試究竟，嘗了一口後，他乾脆把整個罐頭狠狠扔進了山谷。

事後老羅斯福回憶道，那是他有生以來碰到最難吃的罐頭。味道鹹得過分不說，肉質「黏滑、堅韌、粗糙，像一堆纖維」。這或許是有史以來最精妙的食物比喻，也恐怕是最糟糕、最生動的食評了。

那一夜，老羅斯福和他的士兵們餓著肚子，難受地等待天明，他們勉強靠喝水來抑制饑餓的折磨，相信哪怕肚皮早已餓扁，也比吞下一頓爛纖維好。

老羅斯福在隨後的戰地巡視中發現，野戰醫院裡躺著不少沒有受傷的士兵，他們愁眉苦臉、面黃肌瘦，有的甚至奄奄一息。他震驚地了解到，除了部分傷兵是因為罹患熱帶地區的流行病，還有不少人居然是因為吃了那款號稱「伴菜燒煮，美味百倍」的防腐牛肉！

隨後，一份份加急電報經由敢作敢為的老羅斯福之手，把古巴戰地駭人聽聞的情況原原本本送回了美國本土，一場影響深遠的美國軍界人事地震，由此而生。

至於這場所謂美西戰爭的結局，本來就毫無懸念可言，一方是蒸蒸日上的軍事經濟後起之秀，一方是腐朽衰敗的垂老帝國，誰勝誰負，尚未開打，早有答案。最讓人意想不到的是此次美軍的死亡案例中，在戰場上陣亡者僅占鳳毛麟角，絕大多數是患病或吃下可疑的不安全食品。

多虧了西班牙這風燭殘年的對手，要是遇到其他軍隊，美軍憑著這樣糟糕的後勤，在古巴如此複雜的雨林地帶作戰，想取勝談何容易？畢竟當時的美國軍事實力遠遠談不上頂尖，對外作戰的經驗更是少之又少。

這樣說來，罐頭的存在到底是好事還是壞事？

罐頭軍糧，大國崛起的標誌

「請不要把怒氣都發洩到罐頭之上。」這是老羅斯福給助手們的忠告，這位壯志凌雲的政治家回國後繼續參與軍政整頓。很快地，他獲得共和黨參選副總統的提名並成功獲任。兩年後，總統麥金萊（William McKinley）不幸遇刺身亡，副總統西奧多·羅斯福名正言順繼任，時年四十二歲，成為當時美國歷史上最年輕的總統。

老羅斯福總統很清楚，罐頭本身代表著當年後勤補給的最高水準，這無可厚非，錯就錯在罐頭的製造商與不負責任的軍隊採購部門。於是，他領導了一場大刀闊斧的軍隊改革，不僅在人事安排上頗費心思，重用有識之士，而且大力改進美軍的裝備和戰術水準，大幅度縮小了美國和英、德、法等強國的差距。在後勤保障方面更是力排眾議，加強了軍用食品的科學研發和安全軍糧的監控力度，後者已超出軍事範疇，直接提高了美國社會的食品安全，減少相關事件的發生率。

可以說，美軍的「防腐牛肉罐頭醜聞」催生了全美的反思，從某種意義上變成強國的標誌，成為大國崛起的訊號，從此以後，美國這扶搖直上的巨人再也沒有停止過前進的步伐。到了二戰時，美國代表著世界工業的最高水準，軍糧和罐頭設計更是獨步當時，其豐富度與人性化、科學化的程度，其他國家望塵莫及：光是肉類罐頭就名目繁多，與之搭配的主食可謂應有盡有，而提供熱量的巧克力、滿足口感的可口可樂汽水、西方人須臾不離的咖啡、可有可無的小糖果……更是琳瑯滿目，惹得占領區的老百姓和被俘敵軍直流口水。時至今日，美軍在各個層面依然領先世界，他們的軍糧可說是最完備、最科學的。在這些軍用食品中，罐頭是極其重要的一環，儘管現代的包裝有時不再需要大家熟悉的金屬盒做為外殼，但其「罐頭」的本質和設計理念並未改變。

軍用罐頭到底有多重要？

中日甲午戰爭時，中國軍隊在總體裝備上不輸日軍，部分艦艇的裝甲厚度遠在日軍之上，陸軍還購買了新式重型機關槍，能對敵軍造成重大殺傷，仍然逃脫不了戰敗的恥辱。

往深的層面說，政治制度的腐朽可以解釋一部分敗因。不過即使光從裝備層面而言，清軍除了武器，其餘依然處於嚴重落後的狀態，後勤保障就是其一。

十九世紀日軍的軍用口糧在初創期是非常簡陋寒酸的，單兵口糧基本上是一個飯糰，加上日式醃菜和少許鹽巴，再用竹葉包成一個所謂的便當。這和數百年前的豐成秀吉時代沒什麼不同，唯一區別是採用便當這種容易攜帶的形式。到了七〇年代，日本開始對臺灣用兵，暴露出許多食物供應的問題，愈發覺察到改進軍糧的重要性和必要性，鎖定西方奮起直追。

不久後，日軍的口糧裡出現現代化的英式餅乾、魚乾和牛肉罐頭。罐頭可以保存大量有機食物，如肉類、蔬菜等，能在相當程度上提供人體必需的蛋白質、營養素，且原有鮮味大體上可以保存，讓士兵在獲得營養的同時，也能滿足口感。

史書記載，除了牛肉罐頭，日本罐頭業製造者伊谷以二郎在一八九二年開發出用鯨魚（小鰛鯨）瘦肉製作的罐頭。甲午戰爭爆發之際，他向陸軍捐獻了兩千八百罐鯨肉罐頭，稱之為「勇者大和煮」，所謂「大和煮」即用砂糖、醬油和薑燉製肉類的罐頭。有資料顯示，甲午戰爭時，日軍士兵隨身攜帶的一天份野戰口糧，基本上是「牛肉大和煮」罐頭一罐（二百五十克左右），加上乾米飯（四合八勺，約六百五十克）或者餅乾（大餅乾六塊約六百六十克，或小餅乾十八塊約六百七十六克）。為了應付戰爭，日本甚至動用外匯從國外進口大量罐頭充數。

相比之下，清軍的後勤供應一直處在比較原始的階段。清代文獻記載，他們行軍所帶的乾糧主要有粳米、粟米、青稞麵、白麵、炒麵（按：麵粉經煎炒後的粉狀固體，吃時需要配水才能下嚥，非指目前餐廳或超市銷售的炒麵條）、大餅等；副食和調味料主要有乳油、酥油、茶葉和鹽；肉食常見的是牛、羊、豬肉乾。最誇張的是，他們有時甚至得牽著活牛、活羊行軍，以便吃到新鮮肉食。那為什麼沒有活豬呢？原來是因為豬容易到處亂竄，很不聽話，而且豬食比較難準備，不像牛羊那樣簡單，有草料即可。

到了中國全面衰落以後的晚清，清軍伙食之寒磣就更讓人不忍心敘述了。即使進入民國，在八年抗戰時，大多數國軍士兵的飲食不過就是些許粥水，再加上一些鹹菜乾，而且這已經很不錯了，因為無法保證天天供應。肉類？恐怕只能在夢裡出現。

也因此，不管是清兵還是國軍，單兵素質都很差，除了平均身高優於日軍，其餘如肌肉力量、營養狀態等，完全處於下風，更不用說訓練水準了。

二十世紀初的日俄戰爭期間，日軍的口糧已經發展得相當不錯。資料顯示，士兵攜帶的一天口糧，基本為乾米飯六百五十克或餅乾六百多克，一個二百五十克的牛肉罐頭或鱒魚罐頭，還有乾蔬菜、醃製的魚肉、魚乾、乾蘿蔔絲、福神漬、乾海帶，以及醬油、味噌、清酒等，水準持續進步著。反觀中國軍隊，惡劣的後勤補給絲毫沒有改進的跡象與機會，差距愈拉愈大，到了「一寸山河一寸血」之際，骨瘦如柴的國軍士兵只能靠著血肉之軀，用巨大的傷亡代價爭取時間。

大洋彼岸的美國則更勝一籌。經過老羅斯福和小羅斯福等多位領導者的革新，早已躋身世界一流強國之列。不過，若說起二戰時的美軍武器，人們印象最深的是原子彈，其餘似乎都算不上「獨步武林」。坦克？德軍和蘇軍的設計理念領先美軍。航空母艦？日軍在初期足以壓制美軍，但是美國確實有一樣東西可以炫耀！

沒錯，就是讓士兵活命的午餐肉罐頭！本來是庶民百姓用以打牙祭的大眾食品——豬肉打碎後混合澱粉，加上鹽類，裝入金屬盒子裡。當然啦，午餐肉的肉類成分不一定很高，但那種粉紅發嫩的模樣倒有幾分與肉類相似，一開始的口感也還可以，只不過吃多了就覺得厭惡無比。

然而，這類食物卻是盟軍士兵的摯愛，比如蘇軍。他們可以鄙視美軍支援的坦克、汽車、飛機和彈藥，但說起美軍的午餐肉罐頭，唯一舉動就是豎起大拇指，因為比粗劣的俄羅斯黑麵包口感不知好了多少倍，營養成分可圈可點，熱量更是充足。接受美援的中國士兵更視午餐肉罐頭為美味佳餚。

美國生產的這類東西簡直多如牛毛，彷彿取之不盡。可以說美軍能打敗對手，除了靠彈藥充沛的火海戰術，還倚仗了「食」海戰術。

話說回來，罐頭安全事件到底如何發生的？這得從罐頭的歷史說起。

罐頭，天衣無縫？

十八世紀末，拿破崙的大軍在歐洲各國四處出擊，法國軍旗幾乎插遍了歐洲大陸。兵法曰「三軍未動，糧草先行」，偉大的軍事家拿破崙不僅思考著戰略戰術、武器裝備，也惦記著軍糧的改革，因為唯有這樣才能把法軍的戰線無限延長。他有句名言：「士兵是靠著胃來行軍的！」但是，當時的科技水準似乎無法滿足法國皇帝的需求，拿破崙下了一個很大的賭注。

剛踏入十九世紀，拿破崙便懸賞一萬二千法郎巨額獎金，向民間徵求改良軍糧保存方法的提案。這無疑是一筆鉅款，當時拿破崙手下的老近衛軍一個月工資只有四十法郎！

重賞之下必有勇夫、必有智者。

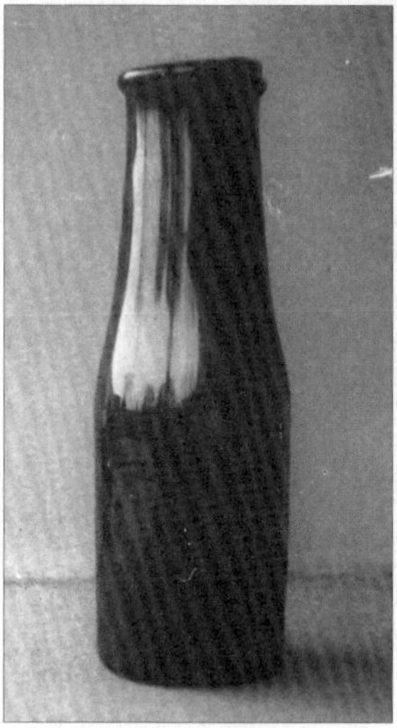

▲阿佩爾的玻璃罐罐頭。

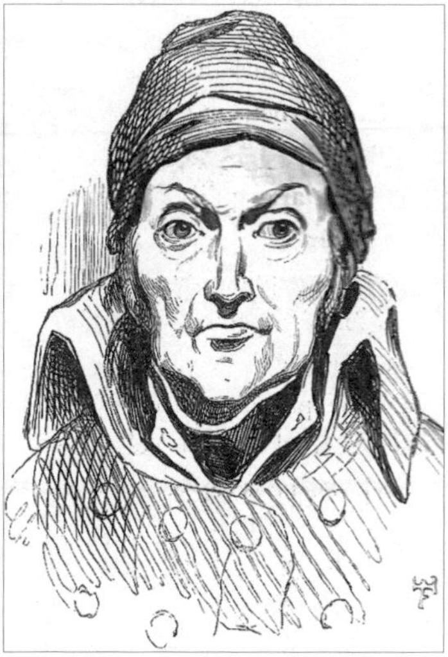

▲罐頭發明人尼古拉・阿佩爾。

一位名叫尼古拉・阿佩爾（Nicolas Appert）的糕點師傅在工作時發現，煮沸過的食物保存在密封容器中就不會腐敗。據說，第一款保存良好的飲料是果汁，這位師傅發現果汁的密封保險程度相當令人滿意。以此為基礎，他開始大量實驗，把各種食物填滿玻璃瓶罐，然後用紗布包起來放入沸水中煮熟。經過多年反覆嘗試，阿佩爾的小食品廠獲得了法國國家專利，變成世界上第一家罐頭食物包裝廠。當他的罐頭牛肉和湯汁被送到法國軍方代表的餐桌上時，品嘗者均讚不絕口。至於各種蔬菜，「無論有沒有加鹽，都保留了剛採摘時的新鮮和風味。」這是軍方的結論。從此，阿佩爾的產品為法國大軍的東征西討提供了源源不斷的食物供給。法國陸軍除了戰術得當，還配備供應充足的食物罐頭，鋒頭更強勁，一時天下無人能敵。

今天，我們不難理解這是高溫殺菌造成食物保鮮的效果，包裝嚴密既可減少氧氣進入使得食物變質，也可防止外界細菌的重新入侵。當時人們雖然已經知道微生物的存在，但是那些奇形怪狀的小東西和食物腐敗之間有什麼關係，仍要等到數十年後法國科學家巴斯德（Louis Psateur）用設計精巧的實驗加以論證，才能得到廣泛的認識。

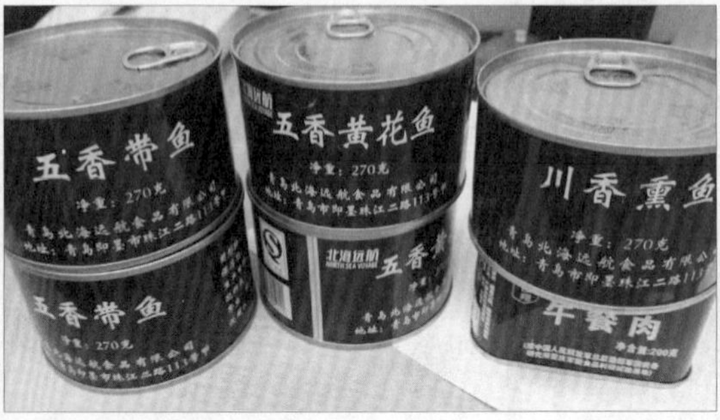

▲ 舊式的金屬外殼罐頭。

不過，玻璃罐成本太高而且運輸不便，又容易碎裂，法國人的罐頭方案遠遠未能使人滿意。拿破崙的死敵英國人接下了罐頭的歷史，把罐頭技術繼續發揚光大。

英國人發明了輕便的錫罐食品，徹底摒棄了玻璃，讓更多罐頭進入英國的航海和軍事領域，極受士兵和水手歡迎。但是，早期的錫罐由錫、鉛合金製成，在食物具有酸性的情況下，鉛會進入食物裡，超過一定量的鉛攝入量將造成鉛中毒。一八四五年，約翰．富蘭克林爵士（Sir John Franklin）率領船隊考察北冰洋，不幸陷入了一望無際的冰冷海水裡，全體失蹤。隨後數十年的探尋中，人們陸續發現了遇難者的遺體以及他們使用後的食品垃圾。經過分析，有人認為水手們吃下被鉛汙染的罐頭食物，引發了集體鉛中毒，一來嚴重影響遇難者的

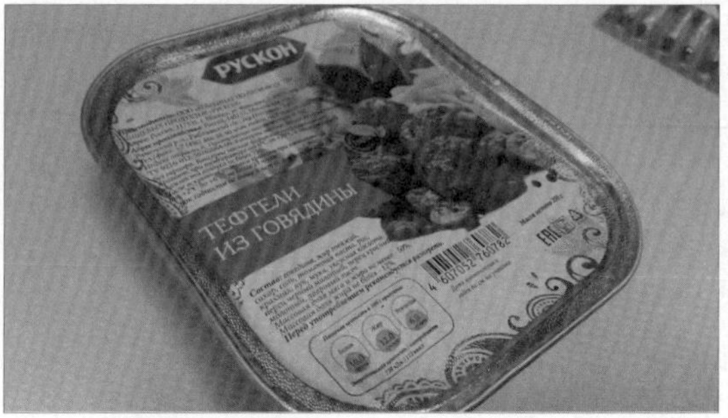

▲新式的軟包裝罐頭。

腦部功能，導致判斷力下降，無法及時脫險；二來鉛對臟器的損傷亦可能直接致死。後來，人們在金屬盒內層鍍上一層物質，用以阻滯金屬與食物的直接接觸，非常有效，沿用至今。

隨著美國在世界經濟舞臺上發揮著愈來愈重要的作用，罐頭工業也在美國蓬勃發展，尤其是南北戰爭時期，鋁合金逐漸取代了不安全的錫合金。

事物總有正反兩面。一方面，美國的肉類加工業興旺發達，向全國和歐洲供應包括牛肉罐頭在內的各種肉製品；另一方面，罐頭出廠的檢驗和檢疫多半流於表面，產品難免粗製濫造。工廠內的髒亂環境和工人操作時缺乏應有的衛生防護措施，導致肉製品在生產環節就已遭受汙染。當時許多罐頭工廠的男女員工都在令人作嘔的臭氣中工作，旁人往往一聞到那股臭氣就喘不過氣，如此製造出來的罐頭當然無法保證安全。

此外，生產商為了確保牛肉罐頭的新鮮，常在其中加入化學防腐劑，如苯甲酸、石碳酸、硼酸、甲醛、水楊酸和亞硫化酸鈉等物質，這些都是當時最常用的防腐劑。使用化學合成防腐劑雖然在一定程度上有助於保質、保鮮，但其本身的化學特性對人體也是一大潛在危害。

可見以工業層面來說，美軍「防腐牛肉罐頭醜聞」的發生，主要基於以上兩個原因。

隨著技術的進步和監管的規範，經歷了一個多世紀後，罐頭食品的安全性有了很大的提升。只不過防腐劑仍然是罐頭的天生夥伴。

事實上，防腐劑分為無機和有機兩大類。無機防腐劑如亞硫酸鹽、焦亞硫酸鹽及二氧化硫、硝酸鹽等，現已禁用的有硼酸、甲醛、水楊酸、苯酚、焦碳酸二乙脂等。有機防腐劑如苯甲酸及其鹽類，符合含量標準者對人體影響不大。由於解毒作用在肝臟內進行，故肝功能不好的人不宜使用。過量食入苯甲酸則會引起流口水、腹瀉、肚痛、心跳快等症狀。有機的又如山梨酸及其鹽類，安全情況也類似。長期攝入當然不好，但偶爾品嘗毋須談虎色變。

目前，人們最擔心倒不是防腐劑的問題，而是細菌，特別是肉毒桿菌汙染，這在部分家庭自製罐頭尤為常見。與一般細菌不同，肉毒桿菌的禍害可謂非同小可。在中國大陸，最常發生肉毒桿菌中毒的是發酵的豆類製品罐頭，如臭豆腐、豆豉、豆瓣醬和豆腐乳等。

肉毒桿菌是一種革蘭氏陽性厭氧菌，本身以孢子形態處於我們的生活環境之中，其分泌的毒素是造成疾病的主要原因。肉毒桿菌毒素是一種神經毒素，將造成神經傳導受阻，進而產生全身性或局部性麻痺、癱瘓，甚至導致呼吸衰竭，危險性不小。

一個法國蛋糕師傅憑藉著一項小發明、一個小玻璃瓶，居然影響了世界史。一款微不足道的糟糕牛肉罐頭，居然把美軍刺激成世界一流軍隊。

很多年後，那位愛好打獵、名叫西奧多·羅斯福的壯漢，為了表現紳士風度，拒絕射殺一頭年幼的小熊。當地商家為此大肆炒作，一款以他的暱稱命名的玩具「泰迪熊」（Teddy Bear）正式面世，熱銷至今，成為無數兒童的摯愛。一件小事，竟然成就了一個世紀的兒童世界！
可見，世上無小事！

巴爾札克與咖啡的恩恩怨怨

奧諾雷・德・巴爾札克
Honoré de Balzac
一七九九・五・二十～一八五〇・八・十八

一代文豪的最後一程

一八五〇年八月十八日晚，巴黎。

夜有點深了，一輛急促的馬車踏破路面的靜謐，穿越黑暗的街區，匆忙得似乎要踢碎家中所有的燈臺。馬兒喘著粗氣，車上的先生也揣著一顆撲通猛跳的心。他叫雨果（Victor Hugo），法國作家。

馬車在博永區福蒂內林陰大道十四號的公館停了下來。雨果草草付了車費，熟悉地敲敲老朋友的家門。很快地，大門「吱呀」一聲打開，女僕神色哀傷地走出來，雨果和她簡單交談了一會兒後，便在僕人的引導下，進入這所有點豪華的宅院。

女僕手中的燭光和月光的流淌，讓雨果再次看到了布置精美的家具、考究的陳設、主人精心收藏的名畫和陳列的雕塑品，其中有著名雕塑家大衛為主人製作的半身塑像。客廳中央的桌子上，一個碩大的銀杯空空如也，裡頭是濃咖啡的黑色汙跡，雨果深知這是主人常年嗜飲的結果，怎麼清洗都無法乾淨。銀杯一側點燃著一支粗大的蠟燭，有點像主人的身軀，但此刻的焰火是那麼的微弱，弱不禁風，滾燙的蠟油無力淌瀉在燭臺上，燭心搖曳，僅以殘存的燭光照亮著塑像。它好似幽靈般，朦朦朧朧地佇立在昏暗中。忽然，一股類似屍體的氣味從房間深處傳來。

雨果神情凝重望著塑像，不禁莊重地行了一禮。在房門敞開的臥室旁，他聽到裡頭傳來不祥的嘶啞與喘氣聲。儘管不忍，雨果還是走了進去，做為同行兼摯友，他要見主人的最後一面。

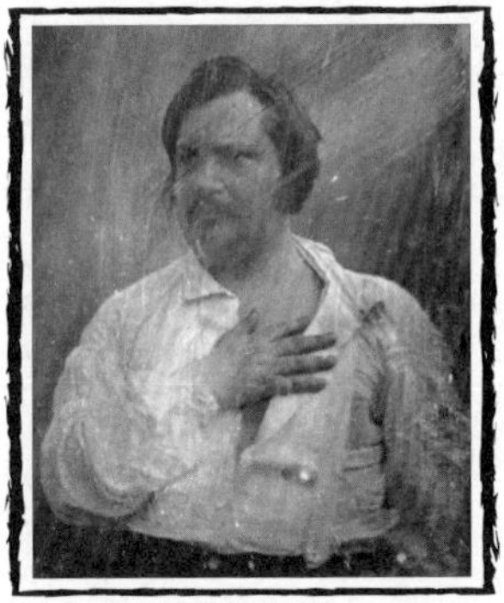

主人半臥在一張孤零零的大床上，灰白的頭髮既凌亂又髒兮兮，鬍子拉渣，鼻子下隱隱可見暗紅血跡。他的腦袋枕在一堆枕頭上，還有許多錦緞靠墊壓在身下，使得身體斜靠床沿。

「先生無法睡平，一躺下就大口喘氣喊救命，這樣靠著身子還好些。」僕人噙著淚說。雨果默默無言，湊過臉近看，只見主人的臉被病魔和缺氧壓迫得呈現紫色，幾近變黑，無精打采地朝右耷拉著，眼睛微睜，眼神呆滯，昔日的睿智光彩不知所蹤。窗外夏風雖從窗戶拐進來，卻是那樣炎熱，絲毫沒有涼意。枕後的桌上，一支蠟燭燃燒著，焰火被風吹得左右搖擺，即將燃盡。主人雖然只有五十出頭，但這蠟燭儼然正渲染著風燭殘年的意味。幾個傭人聽著垂危病人的嘶啞喘息，無所適從，也或許是恐懼得不知所措。

一股難聞的腐臭從床上撲鼻而來，瀰漫著整間臥室，那是死亡的氣味。雨果小心翼翼掀開被子，生怕擾亂這位偉大巨匠的休息。然而此刻，巨匠已病入膏肓且漸入彌留，休息又有何用？雨果輕輕拉起病人的手，手掌冰冷、溼滑，沾滿了汙垢般的汗液。他用力捏了捏這隻手，病人雙目盯著天花板，對刺激毫無反應。忽然，病人在昏迷中喃喃自語：「假如……假如畢洛安在這兒的話，他……他一定會救我的！」畢洛安・霍拉斯正是他創作的《人間喜劇》中那位奇蹟人物的名字。

一個月前，在同一個房間裡，雨果來拜訪過主人，主人當時很高興，笑著指指自己腫脹的雙腿，樂觀估計即將恢復健康。

「醫生怎麼說的？他們來過嗎？」眼下雨果有點焦躁。

「醫生們放棄了，不管了，誰都不肯來。先生左腿有個傷口，上個月就寢時不慎撞傷割破的，一直沒有癒合，後來化膿，又熱又紅，再後來就不斷滲水、流水，彷彿要把身上所有的水都流出來似的，怎麼流都流不乾淨。真可憐！那雙腿本來就腫得像豬腿一樣了。醫生們一點辦法都沒有。原先他們還打算繼續給他穿刺放水，後來見到傷口愈來愈惡化就什麼都不敢做了。他們說，先生無力回天了！之後我們怎麼請也請不來。派人去郊區找過四、五個醫生都徒勞無功。所有的醫生都回答：『沒有辦法，聽天由命吧。』昨夜，先生病情惡化。今天早上六點，他已經不能說話了。夫人派人去找教士。教士來為先生做了臨終的撫慰……他過不了今夜的。」女僕傷心地向雨果述說這幾天的情況。

「先生的母親就在巴黎，設法通知她一聲，讓她來陪一陪吧。」雨果黯然神傷，只能留下這最後一句。

雨果臨走時，特意看了看主人工作過的黑色桌椅，但見桌子上依舊飄蕩著墨水的濃重味道，布滿了無數的坑坑窪窪——那是身為作家的主人用羽毛筆戳下的痕跡！穿過客廳時，雨果又看到那似乎一動不動、冷漠無情的塑像，在行將熄滅的燭光下仍然透露出傲視一切的眼神，似乎只有它才是永垂不朽的。

夜間十一點半，主人斷了氣。歐洲乃至全世界，一同失去了一位文學天才。

按照當時的習俗，人們本來打算用石膏澆鑄他的面模，以作紀念，歷史上很多名人比如蕭邦，都享受過這等待遇，但是這位巨匠卻無法保留自己的面容，因為他的臉毀壞得特別快。隔天早上匆匆趕來的模塑工人發現，遺體已出現腐敗跡象，容貌開始扭曲，嘴巴張開，舌頭外露，雙頰大量滲液，鼻子塌倒在臉頰上。這是因為病人體內本來就布滿細菌，而身體過多的液體蓄積，又極大加快了細菌的生長，再加上正值炎炎盛夏，遺體腐爛得更加迅速，讓人不禁扼腕嘆息。最後，人們只得把他放入橡木棺材，火速安葬。

寫作狂人的瘋狂創作

這位去世的作家，正是奧諾雷．德．巴爾札克（Honoré de Balzac），享年僅五十一歲。

眾所周知，巴爾札克是法國十九世紀的偉大作家，歐洲批判現實主義文學的奠基人和傑出代表，法國現實主義文學成就最高者之一。他創作的《人間喜劇》是文學史上罕見的豐碑，被稱為法國社會的「百科全書」。可惜他去世時，這部傑作尚未全部完成，讓作家帶著深深的遺憾離開了人世。

四十多歲時，巴爾札克的健康就開始惡化了，但他絲毫不在意。

一八五〇年三月，他在俄國和相戀已久的寡婦韓斯卡夫人結婚。婚禮之後，兩人返回法國，但巴爾札克的身體狀況本來就很糟糕，俄羅斯的春天也不乏寒意，對衰弱的他無疑是雪上加霜，一路漫長的舟車勞頓更使他的病情急轉直下，在途中就出現嚴重不適。五月抵達巴黎時，他已一病不起，連走上臺階的力氣都沒有了。冥冥之中，死神已在向他招手。

巴爾札克成名得並不算早，他的父母原本打算讓他從事法律專業，他卻無比篤定要走文學之路。雖然第一部作品《克倫威爾》慘遭滑鐵盧，被審稿人嘲笑：「這個年輕人幹什麼都可以，就是別從事文學創作！」巴爾札克卻鍥而不捨，終於在經歷了一段坎坷的創作之路後，逐漸嶄露頭角，最終贏得了世界對他的尊重。

偉大的作家之所以偉大，離不開天賦和勤奮。巴爾札克正是這樣的典型。

短短二十年的時間裡，他寫了九十多部小說。有人統計過，巴爾札克每天會用將近十五到十六個小時修改稿件和創作，平均每天只睡不到四個小時。

根據當時的記載，為了完成《人間喜劇》龐大的創作計畫，巴爾札克為自己制定了一份夜以繼日的創作時間表，持之以恆的照表操課：每天晚上六點鐘上床休息，半夜十二點起床，披上聖多明各式的僧袍，點起四根蠟燭，一口氣工作十六個小時，只在早上七點沐浴時稍作休息，這時出版商會派人過來收取稿件。當然，中間他會用少許時間吃飯、閱讀報刊。法國一位傳記作家這樣介紹他：「每三天，巴爾札克的墨水瓶就得重新裝滿一次，並且有十個筆頭被報銷掉。」有些時候他甚至超額工作，為心中那座藝術豐碑嘔心瀝血。正如評論所說：「沒有誰可以說清楚，他到底是在生活還是在寫作。」

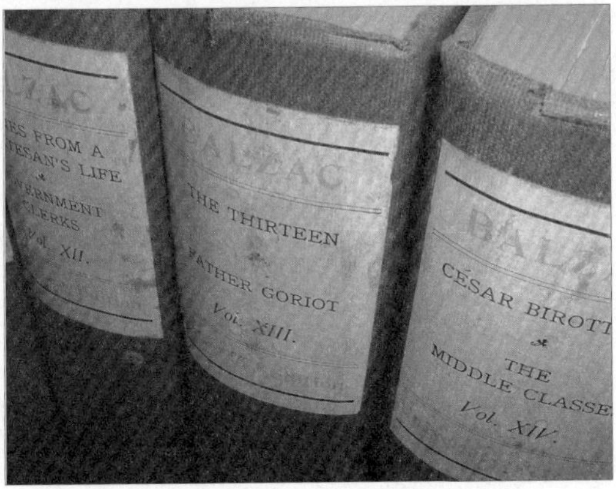

▲1901年出版的巴爾札克作品集。

毫無疑問，巴爾札克文思泉湧、疾筆如飛。據說，幾十萬字的《高老頭》他在三天內一氣呵成，《鄉村醫生》也是三天便一蹴而就，《賽查・皮羅多》則是一天多就完稿。巴爾札克還常常兼任校稿員，極其挑剔，一部書稿要修改六、七次，經常大刀闊斧，隨心所欲，信手拈來，信馬遊韁，直到滿意為止。有時還會要求更改出版後的內容，曾有一部兩百多頁的書，校樣合計居然高達兩千頁以上！

有人說，巴爾札克是累死的，這句話並非沒有道理。但是，如此文學化的結論怎麼和醫學道理契合呢？

也有人說，巴爾札克是喝咖啡過量，中毒身亡的。事實果真如此嗎？

咖啡，大文豪的終生伴侶

大文豪既不抽菸，也不酗酒，但為了保證創作時清醒的腦袋和敏捷的思維，巴爾札克嗜濃咖啡如命，白天一有空便到巴黎街頭購買咖啡豆，再交給傭人研磨。他的咖啡既不加牛奶，也不加糖，苦得足以讓胃抽搐。寫作時，他一邊揮灑手中的羽毛筆，一邊端著香噴噴的咖啡大口灌入嘴裡，腦海中文思翻滾。他曾自嘲：「我將死於三萬杯咖啡。」事實上據專家統計，他一生大約喝掉了五萬杯濃咖啡！

咖啡早在十九世紀就是深受歐洲人歡迎的飲品，那恰如其分的苦，帶著濃郁、香醇，使人聞之則心動神迷，正是咖啡的魅力。巴爾札克當然也不能免俗。

咖啡的好處在當時就廣為流傳，至於咖啡對健康的不良影響，則到了二十世紀才成為醫學家和廣大消費者極為關心的問題。

人們很早就發現，咖啡可以幫助緩解頭疼症狀，尤其適用於緩解頭部血管擴張引起的疼痛，對於像巴爾札克這樣經常疲勞迎戰、身體狀態不佳的人，很有幫助。現代研究表明，咖啡中的主要成分咖啡因在此過程中發揮著重要作用，因此經常被添加在止痛藥裡。

更多時候，咖啡能提神，這也是巴爾札克為之心儀的主因。

咖啡因是一種中樞神經興奮劑，喝咖啡會使人的大腦神經細胞興奮、促進思維聯想和分析判斷的能力，可以消除疲勞和睡意，甚至能提高注意力、自信心、工作效率和積極性。還有研究說，咖啡因可以增強識別能力，縮短選擇與加速反應時間，並能提高瞬時口頭記憶力。不過，高攝入量的咖啡因會引起焦慮、煩躁、失眠、易怒及精細運動功能受損，同樣不容忽視。

為何咖啡因有這些妙處？

研究發現，人體在腦力或體力勞動過後，會代謝出一種被稱為「腺苷」的物質。這些代謝產物逐漸在大腦中囤積後，就會讓人產生疲勞感，而咖啡因會搶先於腺苷附著在它的感應受體上，大腦因此感應不到這種疲勞物質，會暫時被「蒙蔽」、「欺騙」，進而繼續保持良好的精神狀態，這就是咖啡「提神醒腦」的祕密。不過，咖啡因的作用是暫時的，隨著咖啡因被人體代謝，腺苷再次被人腦捕捉到，就會再次感到疲勞，而且是加倍的疲勞。

咖啡對於巴爾札克的創作來說，也算是有功之臣了，但他瘋狂地喝咖啡、搞創作，畢竟是涸澤而漁。

從前有一種說法認為，咖啡能引起心血管系統疾病，尤其是冠心病。如此說來，莫非咖啡也同時扮演著殺手角色？

讓我們先分析一下大文豪的症狀吧。

咖啡與心臟病——剪不斷理還亂

從巴爾札克的臨床症狀看，他主要死於心力衰竭和下肢感染引起的全身循環衰竭。這位病人全身浮腫，尤其是下肢最為明顯，同時合併呼吸困難、氣喘吁吁、不能平臥，這是由於心臟的幫浦功能下降所致，使得血液滯留在肺部，困守一處，無法排出，引起氣促。與此同時，心臟也無法回收積累在靜脈系統的血液，導致體液過多的瀦留。像這種充斥著體液的下肢，其皮膚會被水分撐得鼓鼓漲漲的，薄如蟬翼，脆若果膜，觸之即破。而多餘的體液又是細菌的良好培養基，當巴爾札克不慎弄破了下肢皮膚導致細菌入侵後，局部感染便猶如燎原之火一發不可收拾，感染又反過來加重心衰，簡直就是惡性循環。那時候根本還沒發明殺滅細菌的抗生素，於是，身患心臟衰竭，本就奄奄一息的巴爾札克，在細菌擴散全身的敗血症折磨下，滑向死神懷抱的速度大大加快了。

這些臨床資料告訴我們，當今常見的心血管系統疾病在巴爾札克之死的過程中，應該是元凶之一。那麼，咖啡究竟在他的生命末期扮演怎樣的角色呢？

咖啡可以暫時提升巴爾札克的興奮度，甚至激發他的創作靈感，但不得不說存在隱患。他的心臟病到底是冠心病還是心肌病？目前無法查明，畢竟當時沒有遺體解剖和臟器的標本研究。話說回來，咖啡是否能直接導致心血管病？

近年來，在心血管病學界頗有影響力的美國《循環》（*Circulation*）雜誌發表了一項薈萃分析，表明咖啡應用與心血管疾病風險具有非線性的相關性，白話來說就是沒有必然的聯繫。他們還發現，適度喝咖啡能夠降低心血管疾病風險，每天三到五杯咖啡，降低心血管疾病風險的效果最明顯，而且大量飲用咖啡與心血管風險的升高無關。對於這個結論，人們見仁見智。因為也有專家聲稱，沒有充足證據顯示，飲用咖啡可以降低冠心病的發病危險。

目前類似的調查報告不少，對於飲用咖啡將直接增加冠心病發病風險的結論，主流看法並不支持。咖啡與心臟病此一爭議話題將繼續吸引人們的關注。

但是，咖啡因這種物質可以短暫導致血壓和心率的升高，對於原本就有心臟疾病，或者血壓高、心律不整的病人非常不利。至於像巴爾札克這種海灌咖啡的人，情況估計會更糟糕。從這個角度看，他的健康惡化與英年早逝，終究和咖啡脫不了關係。

還有一點值得注意，就是當年的咖啡和現在的差別。

咖啡中原本含有一種被稱為咖啡醇的物質，會有效刺激低密度脂蛋白膽固醇（ＬＤＬ，俗稱壞膽固醇）的升高。咖啡醇存在於咖啡的油質部分，用濾紙沖泡咖啡的時候，咖啡醇會被留在濾紙上。其他沖泡咖啡的方法，像是義式摩卡壺咖啡、法式咖啡、土耳其咖啡都富含咖啡醇。膽固醇高和想避免膽固醇的人，喝過濾後的咖啡比較好，因為其中的咖啡醇含量比法式咖啡低得多。當代許多研究使用的是過濾咖啡，當然不會存在導致服用者膽固醇過高的問題。可惜在巴爾札克的時代，

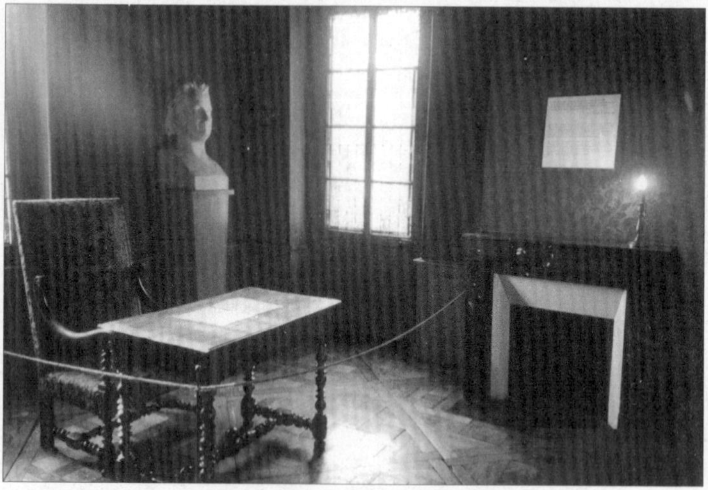

▲巴爾札克的工作桌和椅子（攝於巴爾札克故居）。

人們還沒有發現膽固醇，更沒有過濾它們的想法和技術。

從傳世照片來看，巴爾札克是個胖子，又常年伏案寫作，缺乏鍛鍊，他患有心血管疾病、糖尿病的風險本來就比較高，這樣的人長期攝入高膽固醇，只會增加心臟血管閉塞的機會。

由此可見，十九世紀的老式咖啡在大文豪的病程中扮演間接殺手的可能性，並非子虛烏有。

雨果說，巴爾札克出殯那天，天空下著微雨，老天爺似乎也為一代文豪灑落眼淚。人們從教堂出發，穿過巴黎，經過大街來到拉雪茲神父公墓（Père Lachaise Cemetery）。巴爾札克的靈柩被埋入地下，陪伴他的將是什麼呢？

百年之後，他的墓前只有一朵淒淒冷冷

凋謝了的黃玫瑰。也許是因為人們都不願意打擾這個大忙人吧？

相傳，他和母親關係緊張，一生都無法原諒母親在他幼年時將其寄養的過錯；相傳，他追慕了半生的韓斯卡夫人，在他死後與一名畫家同居。他一生揮霍無度，也一度縱情聲色，情人和私生子比比皆是，然而，這些人在他眼中頂多只是曇花一現。如果巴爾札克在天有靈的話，可能不會對所有的世人抱持依戀。

他想要的，恐怕只是一支寫作的筆，還有一杯滾燙的苦咖啡。

悲愴：命運的狂瀾

阿根廷為她哭泣

瑪麗亞・愛娃・杜阿爾特・德・裴隆
María Eva Duarte de Perón
一九一九・五・七～一九五二・七・二十六

遺體風波

一九七一年，某個秋夜。

流亡西班牙馬德里的阿根廷前總統胡安・裴隆（Juan Domingo Perón）將軍和他的第三任妻子伊莎貝爾（María Estela Martínez Cartas de Perón）相對無語，他們的客廳裡赫然躺著一具遺體，一個已經死去近二十年的女人。

老將軍馳騁天下，大風大浪裡幾起幾落，此刻面對這具遺體卻百感交集。在伊莎貝爾的攙扶下，年逾古稀的將軍拖著病體，顫巍巍地來到遺體前。

二十多年前的記憶像潮水一樣湧上腦海，化作渾濁的眼淚。

女人安詳地閉著雙眼，膚色雖然沒有紅潤的感覺，倒也白淨無瑕。嘴唇似乎掛著微笑，讓人聯想起她生前嘴角的迷人酒窩，彷彿對人世的一切紛爭早已釋然，看破了紅塵，一點也不像個亡魂。

經歷過幾輪搬運顛簸，死者的金髮顯然有點凌亂。伊莎貝爾拿起梳子，小心翼翼地把死者的頭髮梳理整齊，還用紙巾輕輕抹去上面的塵垢。

裴隆輕輕握著女屍的手，儘管不再有溫度，將軍心中卻充滿著熾熱。

那一刻，裴隆覺得她只是沉睡，帶著夢想和激情，暫時地小憩。

遺體在將軍家中暫時停靈，不久後，阿根廷政治動盪再起，失去權力多時的裴隆在國內政治勢力的支持下，東山再起，重返首都布宜諾斯艾利斯，並在總統選舉中再度獲勝。

不過，他沒有從馬德里帶走這具遺體。遺體被暫時留在了西班牙。

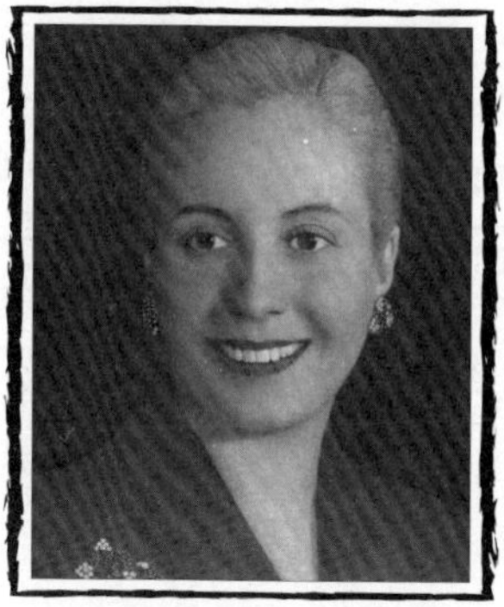

遺體主人名叫瑪麗亞·愛娃·杜阿爾特·德·裴隆（María Eva Duarte de Perón），史稱裴隆夫人，是阿根廷前總統裴隆的第二任妻子，曾是阿根廷第一夫人，小名「艾薇塔」。

自古紅顏多薄命，裴隆夫人於一九五二年去世，年僅三十三歲。她是當時總統裴隆將軍的最佳政治搭檔，兩人之間也確實存在著真摯的感情，並非以單純的政治婚姻為紐帶。

二十世紀四〇、五〇年代，裴隆將軍在阿根廷推行了一系列政治改革，旨在改善底層人民的福利待遇，注重發展工業，並有意和美國保持距離，奉行「裴隆主義」。愛娃正是實施政策的馬前卒，她的親民政策和作風受到萬民擁戴，甚至成為很多奮鬥人士的偶像。她逝世後，上百萬阿根廷人在寬闊的七月九日大道為她送葬，許多人傷心痛哭。為了紀念亡妻，也為了讓自己的政治符號留下永恆的印記，裴隆決定永久保存愛娃的遺體。

瞻仰結束後，愛娃的遺體繼續躺在鮮花和水晶棺中，安放在總工會大樓內，由西班牙醫師佩德羅．阿拉（Pedro Ara）負責防腐處理。醫師將遺體的血液抽乾，注入替換的甘油，從深夜十點忙到凌晨六點，艱辛地完成了最重要的第一道工序。愛娃被化上了她生前最喜歡的妝，頭髮經過精心梳理，指甲塗上亮油，一切栩栩如生。當時的遺體保存技術已經比較成熟了，畢竟早在一九二四年，社會主義國家蘇聯就對革命導師列寧的遺體進行過防腐處理，該具木乃伊也一直保存到今天；列寧的繼任者史達林在一九五三年去世，同樣以防腐處理。

然而好景不長，阿根廷經常發生軍人政變。愛娃死後，裴隆失去了最佳政治伴侶，政策也未能及時調整，阿根廷經濟開始走下坡，民眾積怨漸生，裴隆終於被推翻，先逃亡烏拉圭，繼而遠走西班牙避難。

新政府上臺後，為了清算裴隆以及一切和他有關的東西，很快就把愛娃的遺體從總工會大樓搬走了。之後幾個月裡，誰也不知道遺體的下落。當時裴隆支持者中流傳著各種說法：有人說遺體已被埋在河床裡，用一層水泥覆蓋著；有人說她的遺體已經火化，骨灰被放入了垃圾箱。

事實上，裴隆的反對者不僅褻瀆了遺體，還割去愛娃的一節手指和一截右耳，聲稱拿去鑑定。

雖然曾有人打算毀滅遺體，但礙於愛娃在民眾心中的崇高地位，他們不敢下狠手，最後將遺體千里迢迢運到義大利米蘭的馬吉奧雷公墓（Cementerio Maggiore），以化名下葬。愛娃被隱姓埋名，似乎就此消失。

一九七一年八月，人們重新挖開米蘭的墓穴，只見棺材被磚灰和瓦礫的碎土填滿，空氣中到處是煙塵，打開後一時看不清屍身。經過清理，一個工人終於看到了遺體。他大吃一驚地大喊：「難道這女人一直沒有死嗎？」此時的愛娃好像還活著一樣，面容宛若當年。有人叫道：「真是聖女下凡！」於是所有人都跪下來祈求聖母保佑，不斷地用義大利語說：「奇蹟！奇蹟！」人們為遺體套上一件新的壽衣，用被單把她的頭蓋住。修女們還把她的頭髮解開，取下那些生鏽的髮夾，重新梳理。

翌日，愛娃的遺體展開從義大利米蘭到西班牙馬德里的漫長旅程，並於九月十三日抵達目的地。相隔十幾年後，裴隆再次見到愛妻遺容，流著眼淚說：「你們知道我多麼愛這個女人呀！」

裴隆回國後執政不到一年就去世了。他的第三任夫人伊莎貝爾登上權力寶座，由副總統直接一躍成為世界上第一位女總統。耐人尋味的是，當初愛娃也曾試圖登上副總統一職卻未能如願，眼下這位新「裴隆夫人」以鐵腕著稱，聲望不佳，其統治充滿了恐怖。

幾經周折，愛娃的遺體於一九七四年十月回到闊別二十多年的祖國，暫時停靈在裴隆的遺體旁。然而在一九七六年三月，阿根廷軍人再次發動政變，推翻了伊莎貝爾政權，展開阿根廷歷史上最血腥的統治時期。新政府下令將愛娃的遺體埋葬於專門安置貴族和富人的雷科萊塔國家公墓（La

Recoleta Cemetery）——她父親的家族在布宜諾斯艾利斯的墓地。深達六公尺的墓穴蓋上了三層鋼板，每層都有一個鎖，以密碼互相連接。漂泊多年的亡魂真的就此安息了嗎？

這塊墓地，其實是愛娃生前非常仇恨的地方。

南美政壇的玫瑰旋風

愛娃出身卑微，原是家資殷厚的農場主私生女，但自小便被父親拋棄，和母親過著貧苦的生活。她父親去世時，母親帶著她前往教堂希望參加喪禮，但愛娃才匆匆看了父親幾眼，就在父親元配等人的羞辱下被攆出了教堂。這對年幼的她造成強烈影響，從此對勢利冷漠的上流階層不抱任何好感。

過早的痛苦和屈辱在造就一個人倔強性格的同時，也催生出偏執的理想和難平的欲望。愛娃小小年紀便立志成為布宜諾斯艾利斯的大人物！

十五歲時，除了姣好的臉蛋之外一無所有的她，從鄉下跑到舉目無親的浮華首都，開始了一段不堪的經歷。

愛娃在酒吧、劇場、賓館中遊蕩，一次次利用肉體和所謂的愛情，將老闆、軍官、歌星、導演迷倒在她的石榴裙下。為了擴大自己的社會影響力，她當過主持人，做過封面女郎，在電臺、舞臺和電影中嶄露頭角，扮演過英國女王伊麗莎白、法國拿破崙皇后約瑟芬等權力女性。這個恣意揮霍青春的女人就像個賭徒，努力尋找著她的賭注、她的未來。迫切想出人頭地的愛娃，最後終於成為阿根廷上流社會無人不曉的娛樂界名人。

二十世紀四〇年代中期，阿根廷進入多事之秋，軍方擁兵自重，屢屢發動政變，社會本就民不聊生，幾次折騰下來更是雪上加霜。胡安．裴隆上校參與了一九四三年的政變，成為政壇新生代。趁著大地震等天災的機會，他舉辦大型慈善晚會以求贏得人氣，拉攏基層百姓，同時逐步開始實現自己偏左的政治藍圖。

愛娃與裴隆一見鍾情，兩人很快墜入愛河，儘管年齡相差了整整二十四歲，但絲毫不妨礙他們喜結連理。

本來就頗有演講口才和表演天賦的愛娃，經過這十年的磨練，公關社交能力已臻爐火純青，再加上積累了不少人脈，成為丈夫謀求競選總統的最佳搭檔。更何況她本來就仇視富人和特權階層，同情和自己出身相似的底層民眾。

在愛娃的策劃下，他們在新婚燕爾階段就展開大規模的宣傳活動，為窮苦大眾、失業者、單親家庭、未婚媽媽、無家可歸者、無所依靠的老人謀福利。愛娃當仁不讓地成為女性代言人，為女性平等四處奔波，不遺餘力。一顆耀眼的政治新星正冉冉升起，「裴隆主義」蔓延在阿根廷每個角落。裴隆夫婦乘坐專門列車前往全國各地巡迴演講，無論去哪兒，都受到群眾的熱烈歡迎。

經過一番努力，裴隆在一九四六年當選阿根廷總統。就職當天，成千上萬民眾如潮水般湧向總統府門前，慶祝裴隆和第一夫人愛娃的勝利。人們高呼愛娃的暱稱「艾薇塔」，聲音甚至高過了

「裴隆」。

在新政府中，愛娃同時擔任勞工部和衛生部部長，繼續發揮著別人不可替代的作用。

愛娃的魅力、智慧、美貌和奮鬥精神深深吸引著阿根廷人，她的坎坷經歷也讓很多人受到啟發，底層市民（尤其是年輕人）從她身上看到了追求理想的可貴，看到了充滿陽光的希望與前程。她的聲望逐漸超過總統丈夫，不少阿根廷的少男少女甚至將她視為偶像，窮人則將她視作救星。

愛娃的光芒早已遠遠蓋過了那個賜予她地位的男人，以至於在世人的回憶之中，對胡安·裴隆的描述往往是「裴隆夫人的丈夫」。

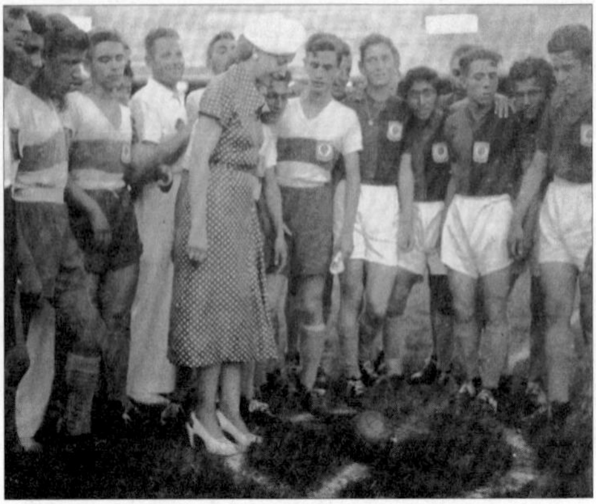

▲愛娃參加1948年的青年足球比賽。

最後的閃光

在無數鮮花和掌聲中，愛娃的事業攀升至頂峰，但她不知道危險正悄悄迫近，致命的黑手並非來自敵對勢力的子彈和匕首，而是她自己的身體。

四〇年代末，如日中天的愛娃代表阿根廷在歐洲展開名為「彩虹之旅」的外交訪問。行程剛過半，這朵阿根廷「玫瑰」就在法國倒下了，不得不放棄英國等地的旅程。愛娃的病情十分嚴重，甚至無法搭乘飛機，只好改搭輪船返回布宜諾斯艾利斯。她在病榻上依然念念不忘自己的事業，透過電話繼續指示工作的安排。

一九五〇年一月，三十歲的愛娃突然暈倒在公眾場合，還合併嚴重的腹痛。一開始的診斷是她罹患了闌尾炎，醫師實施手術，切除闌尾。

可是，愛娃的身體一蹶不振，手術後始終沒有真正恢復健康，虛弱無力，而且陰道一直流血。後來婦科醫師診斷她為子宮頸癌（cervical cancer），但她的丈夫並未及時告訴她診斷結果，可能擔心影響自己競選總統連任的準備工作。

不久後，愛娃身患癌症的消息在社會上不脛而走，裴隆夫婦的政敵們紛紛彈冠相慶，甚至在圍牆寫上「癌症萬歲」的標語。得知愛娃罹癌，成千上萬阿根廷女孩自願改名為「艾薇塔」，為她祈福。教堂擠滿了人群，他們虔誠地請求聖母顯靈，照顧艾薇塔，因為愛娃是聖母送給他們的「慈善天使」。

愛娃曾經打算參選副總統，可惜糟糕的身體狀況和來自丈夫的反對聲音，使得此計畫無可奈何地擱淺了。

一九五一年十一月裴隆競選連任時，愛娃再次接受手術治療。丈夫告訴她，主刀的是全阿根廷最棒的醫師，這讓愛國心強烈的愛娃備感鼓舞和欣慰。但當她被麻醉後，進入手術室的卻是著名的美國腫瘤科醫師！連阿根廷總統也對自己國家的醫師沒有絕對的信心。然而，美國醫師打開愛娃的腹部後，發現癌症組織已經從子宮擴散到周邊器官，甚至轉移到了腹腔！

手術後，美國醫師趁著愛娃尚未甦醒便匆匆離開醫院，直接前往機場飛回紐約。愛娃醒來時被告知，因為她的子宮出血嚴重，已經被切除了。隨後，愛娃成為阿根廷第一個接受化學藥物治療腫瘤的人，但她從未被告知癌症已在全身擴散。

手術和藥物終究在癌魔面前無能為力。「阿根廷玫瑰」每況愈下，不斷萎縮凋零，體重只剩下三十六公斤。一九五二年六月，她被授予「全國精神領袖」稱號，人人都知道她的大限即將來臨。愛娃在公開場合也沒有否認這一點，阿根廷上下都在為她的離去做好準備。

去世前幾個禮拜，愛娃參加了丈夫的第二次總統就職典禮。弱不禁風的愛娃和滿身戎裝、躊躇滿志的丈夫站在敞篷汽車上，檢閱歡呼的人山人海。夫婦兩人朝著熱情的人群揮手致意，報以成功的微笑。

人們並不知道，身穿寬大禮服、頭戴禮帽的愛娃，其實是被安裝在裙子裡的金屬框架「固定」在汽車上的，那一天，她已經衰弱得連站立的力氣都消耗殆盡了。

七月二十六日晚上八時三十七分，愛娃去世，享年三十三歲。

無可奈何花落去。

電臺宣布了這一不幸消息。阿根廷的一切生活幾乎都停止了，只有火車、輪船仍在運轉。街上擺滿鮮花，異常擁擠，來自全國各地的人們跋涉數千公里，湧入首都布宜諾斯艾利斯，眼含淚水地送別心中的「阿根廷玫瑰」。盛大的哀悼場面令人感慨，大約有七十萬人向愛娃的靈柩行禮致哀，人們悲傷地呼喊著「艾薇塔」的名字，很多人痛不欲生，撲上去吻她的玻璃棺，因擁擠而受傷或喪生者不在少數。

很多人質疑裴隆對愛娃是否存在真正的愛情，因為從他們的通信中發現，裴隆不只一次指責愛娃年輕時和各色人等發生不道德、不體面的關係，甚至糾結於愛娃不是處女，也未能替他生兒育女。

如今事過境遷、洗盡鉛華，漂泊異鄉的裴隆經受了重重磨難，在垂暮之年再次看到愛妻的遺體時，他應當對這一切都已釋然。

值得注意的是，裴隆的第一任妻子同樣死於子宮頸癌。那段婚姻持續了九年。

紅顏薄命，撲朔迷離

愛娃去世五十九年後，一位阿根廷裔的美國耶魯大學神經外科醫師突然宣稱，透過愛娃頭部的X光照片，他發現阿根廷前第一夫人曾經接受前腦葉白質切除術！

前腦葉白質切除術是一種神經外科手術，包括切除腦前額葉外皮的連接組織，有時會簡稱為腦白質切除術、腦葉切斷術等。此手術在二十世紀三〇～五〇年代初被用來醫治某些精神疾病（如精神分裂症），也是世界上第一種精神外科手術。當時的醫師認為，破壞這個部位的腦部組織可使躁狂的人平靜下來，也可使劇痛得以緩解。這種手術得用特製的鑽孔工具在腦袋上打洞，進入腦內進行操作，一度被寄予厚望，推廣者甚至獲得諾貝爾獎。

美國前總統約翰·甘迺迪（John Fitzgerald Kennedy）患有精神病的姐姐，就接受過這種手術的治療，術後儘管安靜了許多，卻變得如同行屍走肉。在愛娃的年代，世界各地已有很多聲音質疑、抵制，乃至反對這種手術，醫師們詬病它的精確度很低，術後效果的評價也缺乏客觀、可信的標準，而且病患在手術後往往喪失精神衝動，表現出類似痴呆、弱智的跡象。

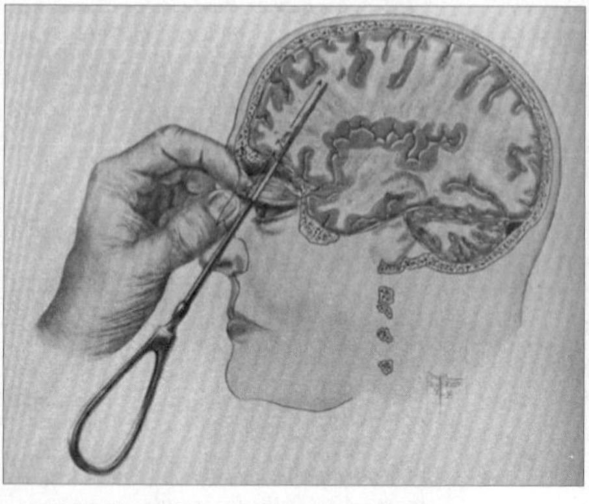
▲前額葉白質切除術操作示意圖。

裴隆讓妻子祕密接受這種手術，最大的動機恐怕是為了制止癌症引起的全身劇痛和焦慮。也有人認為裴隆是想控制妻子在政治上的暴力傾向，防止內戰爆發。

愛娃在一九五二年五月一日勞動節發表的最後一次公開演講明顯充滿了火藥味。這份對敵宣戰的聲明顯示出她的好戰性格和精神暴力。她談到了「人民的敵人」，指責他們「麻木不仁，令人厭惡」，「像蟾蜍和蛇一樣冷酷」。她說將高舉「神聖之火」毀滅他們，號召阿根廷人民「打擊寡頭」。坊間甚至傳聞她已購入上千鋌機關槍，準備有所動作。走到生命末期的愛娃，似乎更像一個鬥士。

也許在最後關頭，裴隆只希望讓她更加舒緩、更加安靜。

隨著藥物治療的進步和其他更精確腦外科手術的發展，前腦葉白質切除術在五〇年代後期被逐漸捨棄了。現在的醫學家對它的評價一般都是負面的。的確，今日治療精神病和控制癌症疼痛已有非常多選擇。就癌症止痛而言，除了開發出種類繁多的藥物，使用方式也是八仙過海各顯神通：有靜脈注射，有塑料片黏貼皮膚透過滲透起效，還有注射泵持續給藥……前腦葉白質切除術早已沒有立足之地。

奪去愛娃生命的子宮頸癌對於今天的我們來說並不陌生。近年來，隨著媒體的發達，愈來愈多人了解不少正當年華的女性因罹患子宮頸癌而香消玉殞，實在令人扼腕嘆息。

子宮頸癌指的是出現在子宮頸或陰道部的子宮頸管內膜上皮細胞與鱗狀上皮細胞交會處的惡性腫瘤。它是女性生殖器官最常見的惡性腫瘤之一。發病率在婦科腫瘤中位於第二位，死亡率則高居婦女惡性腫瘤之首。

和其他癌症一樣，子宮頸癌最可怕之處就是這種惡性腫瘤會無限制生長，腫瘤長大到某種程度後，更會引起局部組織缺氧、壞死、潰爛及出血，壓迫鄰近器官和侵蝕神經，產生各種難忍的疼痛，並且會到處進行遠端轉移，吸光病患的營養，耗盡病患的精神，造成形銷骨毀的惡病質，使病患痛不欲生。

接觸性出血是最常見的症狀。子宮頸癌因為癌變部位在子宮頸上，在癌變破裂時會出現不規則的出血，有時性交也會引發出血。異常分泌物增多也是症狀之一。

科學家對子宮頸癌病因的研究已有一百七十多年歷史，目前尚未完全清楚子宮頸癌的發病機制，但調查與研究認為，子宮頸癌的發病與早婚、早育、多產、多次結婚、性生活過早或過頻過亂、丈夫包皮過長、女性雌激素分泌紊亂或代謝異常、某些病毒（單純疱疹二型病毒和人乳頭狀瘤病毒等）感染、慢性子宮頸炎、子宮頸糜爛及某些性傳播疾病，乃至吸菸有關，此外還涉及病患的免疫功能低下、不良的精神因素等。子宮頸癌雖然號稱「第二紅顏殺手」，但是也有它的「軟肋」，從早期的炎症發展到惡性的癌變需要六到八年，如果好好把握這段時間，現代醫學完全可以把癌變篩選、檢查出來，並及時採取相應的治療措施，終止惡變，讓病患重新找回健康的生活。

病因學上，病毒感染的作用也愈來愈引起人們的注意。

二〇〇八年十月六日，瑞典皇家科學院諾貝爾獎委員會宣布將該年度諾貝爾生理學和醫學獎授予德國科學家赫楚爾．郝森（Haraldzur Hausen），以表彰他「發現人乳頭狀瘤病毒（human papilloma virus，HPV）可誘發子宮頸癌」此一成果。

人們早在十九世紀就發現，妓女的子宮頸癌發病率較高。進入二十世紀，透過對子宮頸癌風險因素的流行病學研究，郝森於一九七二年首次提出子宮頸癌可能是由HPV感染引起，其所在的實驗室也從生殖道疣中選殖（clone）到HPV。郝森在一九八一年完成的HPV與子宮頸癌關係流行病學研究中認為，HPV可能在子宮頸癌的發病中發揮重要作用。

這個發現為子宮頸癌疫苗的製備奠定了基礎。如今，子宮頸癌除了可以早期篩查、診斷，也可以透過注射疫苗進行預防，許多潛在的病患由此覓得福音，大量減少了香消玉殞的悲劇。

交際花愛娃早年的私生活比較混亂，有可能很早就感染了病毒，為日後子宮頸癌的發生埋下禍根。無巧不成書，裴隆總統的兩位妻子都先後死於子宮頸癌，因此也不能排除總統本人就是病毒帶原者的可能！透過性傳播，HPV從總統「移民」到了他的妻子身上。

永遠的阿根廷玫瑰

每一天，布宜諾斯艾利斯的雷科萊塔公墓第五十七號墓穴都有來憑弔的人，他們把鮮花和凝望、把感慨和崇敬，獻給那位非同尋常的女人。

和周圍精雕細琢的墓地相比、和愛娃曲折而豐富的一生相比，她的墓太實在、太簡單了，只有一扇門、一塊墓碑和一尊雕像，都是用黑色大理石做的。

也許，多彩終要歸於單一，激昂總要回復於平淡。但終點不總是遺忘，六十多年過去了，懷念愛娃的人依然從阿根廷各處、從世界各地趕來探望她，並試圖尋找心靈的慰藉。

對於很多人來說，裴隆夫人是耶穌基督和德蕾莎修女（Mother Teresa of Calcutta）混合的精神領袖。

「如果我為阿根廷而死，請記住：阿根廷，別為我哭泣……」愛娃生前的肺腑之言曾經感動了無數阿根廷人。

一位生活在愛娃那個年代的老婦人說，從前，自己貧苦得一無所有，也不知道什麼是未來、

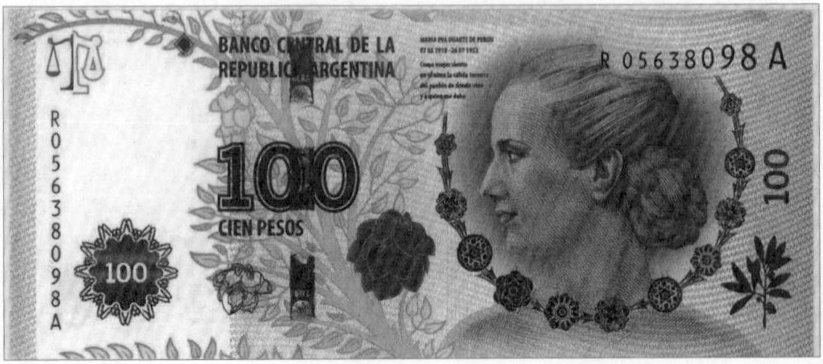

▲阿根廷一百比索紙幣。

什麼是希望、什麼是方向，愛娃身上那種永不言敗的堅毅傳遞給了她。她到愛娃建立的醫院當護士，婚後和學廚的丈夫開了一家餐館。「後來我也遇到很多挫折，每次都會想起愛娃，想到她時就充滿力量。」

時至今日，愛娃依舊是個飽受爭議的人物，有人認為她是優秀的政治家，有人說她是作秀的野心家；有人說她是偉大的女性，有人說她是放蕩的女人。無論後人如何評說，都難以掩蓋裴隆夫人的光彩和魅力，她寶貴的精神財富超越了階級，超越了不同政見，超越了時代，也超越了不同的意識形態。

為了紀念她去世六十周年，阿根廷於二〇一二年七月推出新版的一百比索紙幣，紙幣上印有裴隆夫人的頭像。她也是第一位出現在阿根廷紙幣上的女性。

不少人都聽過舞臺劇《艾薇塔》那首膾炙人口的歌曲〈阿根廷，別為我哭泣〉，儘管那是後人的編撰，但若將其當作裴隆夫人的心聲，確實恰如其分：

「阿根廷，別為我哭泣，真心地說，我從未離開大家，
即使當年任性墮落，我仍遵守承諾，請勿拒我於千里之外！
我是否喋喋不休？我已欲語無言，
請凝望我，我的句句都來自真心！」

戴高樂的鐵血柔情

夏爾．安德烈．約瑟夫．馬里．戴高樂
Charles André Joseph Marie de Gaulle
一八九〇．十一．二十二～一九七〇．十一．九

彈雨中的法國總統

沒有任何一種交通工具絕對安全，也沒有任何一件武器保證可以殺死對手。

一九六二年八月二十二日，一輛黑色的雪鐵龍ＤＳ高級轎車緩緩從法國巴黎的愛麗舍宮駛出，車上坐著戴高樂總統及夫人。

儘管轎車開得四平八穩，而且前後都有警車，戴高樂夫人臉上依舊帶著一絲焦慮和不安，因為不到一個月前，戴高樂訪問阿爾及利亞時，車隊險遭恐怖分子炸彈襲擊，由於總統提前改變行程，才使敵人陰謀落空。

「親愛的夏爾，現在天下很不太平，我們真的要小心。」夫人憂心忡忡。

「世界局勢從來就沒太平過，我不相信歷史的潮流會因為一小撮人而逆轉！」戴高樂仰起高聳的鼻子，發出堅定的聲音。

「我們要和阿爾及利亞政府協調好才行。」夫人提醒道。

戴高樂若有所思，法國染指北非阿爾及利亞已有一百餘年，當作殖民地統治也近六十年了，二戰後的反殖民主義民族獨立運動在世界各地如火如荼，雖然法國領導人一開始就對阿爾及利亞獨立採取鎮壓的強硬態度，但衝突顯然愈演愈烈，法國也飽受世界和平力量的譴責。為了順應潮流，戴高樂主張同意阿爾及利亞的獨立。這位戎馬一生的將軍總統晚年做出的重要決策，卻在法國保守勢力和頑固派中點燃了仇恨的火焰。

雪鐵龍座駕的目的地在巴黎郊區，此刻它正駛近街角的拐彎處，速度自然減慢下來。這時忽然槍聲大作，一夥埋伏在附近的歹徒手持槍械，朝轎車瘋狂射擊。

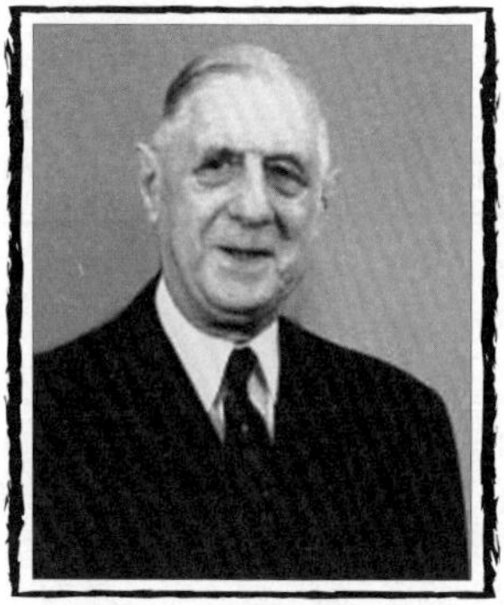

「小心！低頭！」久經戰陣的老將軍一手把夫人的腦袋按倒，自己也機敏地把脖子縮在車窗之下。

不到幾秒鐘，車窗玻璃開始碎裂。

「馬魯，聽我的，加足油門，衝過去！」將軍向他的司機發出果斷的命令，就像在前線遇到重大攻擊一樣，那一刻的戴高樂沒有絲毫驚恐，彷彿回到了闊別已久的戰場，槍聲反倒讓他亢奮起來。

馬魯立刻遵命，猛踩油門，雪鐵龍就像一匹被鞭策的戰馬，撒腿狂奔前衝。此時在另一個路口，又一夥歹徒正等著捕捉第二次機會，他們見雪鐵龍迎面駛來，舉起衝鋒槍朝著快速奔馳的轎車一頓掃射。

一陣「叮叮噹噹」讓人心寒的金屬碰撞聲後，車身濺起了碎末，更多車窗玻璃被擊碎，連輪胎都被擊穿了，玻璃碎片灑得戴高樂總統夫婦渾身都是！

幸虧馬魯沉著又神勇，駕駛技術無比高超，開著一輛殘廢的雪鐵龍繼續狂飆，歹徒的子彈無法阻擋疾馳的轎車，更無法對它構成致命傷害，雖然後車窗早被打得粉碎，但歹徒只能望著汽車絕塵而去，消失在視線外。

戴高樂總統夫婦和馬魯幸運地毫髮無損，事後查明，暗殺事件是由「祕密軍組織」的恐怖分子策劃實施，他們反對阿爾及利亞獨立，更反對法國政府允諾阿爾及利亞獨立，戴高樂總統成了他們的眼中釘，必須除之而後快。

警察調查發現，總統座駕至少挨了十五顆子彈，整輛車彈痕累累，險象環生。最駭人聽聞的是，車窗附近有一顆子彈飛進了車內，擊中了另一側車窗邊框，以戴高樂總統接近兩公尺的身高，這顆子彈很可能是擦著他的頭頂飛過！

將軍總統卻不以為然。他從車裡拿出一個損毀的相框，充滿感慨地說：「謝謝安娜，多虧了她，不然我真的要去見上帝了。」這個相框原先擺在後車窗附近，裡面是一張女孩的照片，框邊已被子彈擊碎，正是這張照片替戴高樂總統擋住了來自後背的邪惡子彈！

法國歷史上公認的兩大偉人，一個是拿破崙・波拿巴（Napoléon Bonaparte），另一個便是夏爾・安德烈・約瑟夫・馬里・戴高樂（Charles André Joseph Marie de Gaulle）。戴高樂十八歲從軍，參加過第一次世界大戰，三次英勇負傷。二戰初期，他以準將軍銜擔任國防部次長、陸軍部次長。一九四〇年，德軍揮師西進，法國戰敗投降，戴高樂不願意當亡國奴，毅然脫離傀儡政府，逃亡到英國組織了「自由法國」武裝運動，繼續扛起抵抗納粹的旗幟，直到一九四四年巴黎光復。一九五八年，他創立法蘭西第五共和國並就任總統，奉行獨立自主的「戴高樂主義」。戴高樂為國家贏得了尊嚴，因此得到法國人民的普遍愛戴。法國歷史上將帥輩出，將星閃耀，但法國人仍喜歡直接用「將軍」稱呼戴高樂，甚至在當代法國，「將軍」就是專門指他！

戴高樂遇刺後曾說，如果照片上的小孩還健在，應該有三十四歲了，正當好年華。

可憐而幸運的女兒

其實那是一張很普通的照片，照片上的小女孩和同齡女孩似乎沒有太大區別——天真可愛、稚氣中透著乖巧，但仔細一看，又讓人覺得容貌有些特殊：她的眼睛較小，一對眼角稍微有點上挑，鼻子似乎也不像歐洲人那麼高挺。

原來，她是戴高樂和夫人依馮娜（Yvonne de Gaulle）的小女兒安娜，一九二八年一月一日生於德國的特里爾。那一年，戴高樂三十八歲，做為一戰後的占領軍軍官，正奉命駐紮在萊茵河畔；

夫人依馮娜二十八歲，他們已育有一子一女，均聰明、健康。

安娜一生下來便被發現有問題：容貌不祥且有產傷。數月後又發現肌力不正常，智力發育也不良。醫師查看病情後，非常沉重地告訴戴高樂夫婦，小孩日後連走路都有困難，需要幫助才能完成行走動作。更讓人悲傷的是，她患有一種先天性疾病——「蒙古痴呆」，這疾病又叫作「國際人」，注定了她的智力將永遠低下，也沒有生活自理能力，無法過正常人的生活！

戴高樂夫婦痛心之餘，大惑不解，他們都是純種白人，祖上也沒有和亞洲人的血緣發生過通婚關係，再說，之前的兩個子女完全正常，安娜怎麼會罹患什麼「蒙古痴呆」的疾病，怎麼會被叫作「國際人」呢？

醫師耐心解釋，這個嬰兒的臉部長相符合一種常見的先天痴呆病面容，這些病人不管是什麼種族、來自哪個國家，都有一些共通的體徵：頭部長度較一般人短，面部扁平，比正常人較寬，鼻子低扁，眼角上挑。對當時的歐洲人來說，很像他們印象中的典型東亞人長相，特別是蒙古人。

此外，病患耳朵上方朝內側彎曲，耳朵整體看起來呈圓形且位置較低。他們的舌頭比較大，脖子粗壯，手比較寬，但手指較短，拇指和食指之間間隔較遠。更明顯的是，手掌的橫向紋路常常只有一條，即掌相中的斷掌——感情線與智慧線合二為一！醫學上稱這種掌紋為「通貫掌」。

外貌特徵再加上智力發育不健全、肌力不正常，基本上就足以診斷罹患此症無誤。醫師遺憾地告訴戴高樂夫婦，目前還沒有任何方法可以治癒，只能照顧著她，過一天算一天。

當時的歐洲上流社會普遍認為，把弱智的孩童養在家中很不體面，他們會把小孩送到特殊的護理院，讓他們在那裡接受特殊的照顧以及院方力所能及的治療。不過戴高樂並沒有這樣做，他堅持把安娜留在家中，一步一腳印看她長大，他認為安娜是上帝帶來的，是家族不可或缺的成員，理應享受父母全部的愛乃至家庭的溫暖，這一點，安娜不能與她的哥哥、姐姐有任何區別！戴高樂相信只有父母的陪伴，才是對弱智兒童成長的最佳幫助。

幼小的安娜沒有被送進護理院，也沒有能力進入學校，她就在戴高樂夫婦身邊慢慢長大，雖然她的生長發育非常遲緩，遠遠落後於同齡小孩。二〇、三〇年代，戴高樂做為軍官，曾奉命在歐洲乃至中東、北非各地值勤，全部家庭成員都隨之移動，家庭彷彿安裝在車輪之上，安娜也跟隨著父親走南闖北，儘管智力發展無法讓她領略到各地的風土人情和大人們的奔波勞碌，但她對父親的依賴與日俱增。

戴高樂身高一九六公分，英俊瀟灑又風度翩翩，小鬍子更是增添威武形象，長期的軍旅生涯把他磨練得幹練、嚴肅、認真，甚至不苟言笑，在部下眼中，他是令人敬畏的上司；在上級眼裡，他是標準的軍人！這樣一位漢子，回家後立刻變成女兒的大玩伴。不管外面的工作有多忙、職場上有多少不順心的事情，也不管歐洲的形勢多麼令他揪心，一旦回到家，他就把這一切全部暫時拋諸腦後，全心全意地陪伴安娜。

他常常教安娜唱歌，可惜安娜無法很快學會，但戴高樂從不生氣、也不焦躁，和他在軍隊裡一貫雷厲風行的嚴格作風大相徑庭。也只有這個時候，家人才會意識到，偉岸而有點木訥的一家之長也懂得哼一些幼稚得可笑的兒歌！也只有此時此刻，戴高樂隱藏在內心深處、塵封已久的童真才被激活。當安娜經過無數次的訓練，終於能咿呀學語般哼唱一、兩句歌詞時，戴高樂臉上總是露出無比欣慰的笑容。

除了教唱歌，戴高樂也講故事給女兒聽，儘管她很可能無法理解故事的內容，他仍不厭其煩地滔滔不絕，他深信哪怕女兒只懂得其中一點點道理，也會對生活有著不可估量的積極意義。當女兒聽膩了、唱煩了，兩人便一起玩遊戲：戴高樂常趴下巨大的身軀讓女兒騎馬，還一邊模擬動物行走的動作，一邊發出各種怪聲哄安娜開心。戴高樂甚至會讓她玩弄自己那頂象徵軍人榮譽的圓桶軍帽，這是其他孩子無法獲得的待遇。他似乎把所有的情感都吝嗇地收斂起來，連安娜的哥哥、姐姐都無法輕易享受。唯獨對安娜，他的情感宛如瀑布奔湧。

女兒玩累了、酣然入睡之後，戴高樂才重新坐在燈下，拿起書本和筆墨繼續挑燈工作，苦苦為法蘭西的前途探索。

一家人外出旅遊，總不忘帶上安娜。有一張非常著名的照片是安娜五歲時和父親在沙灘度假的留影，照片中的戴高樂沒穿軍服，只穿著優雅的西裝，頭戴紳士禮帽，將天真爛漫的安娜捧在懷裡，讓小安娜騎在自己的大腿上，他臉上的笑容洋溢著滿足、期待和自豪。的確，當很多人把智障兒童當作累贅，朝他們投以歧視的目光時，戴高樂卻將智障女兒當作上帝的珍貴禮物，將其視為掌上明珠，任何時候全家合影都不會遺漏安娜。

安娜取得的每一點點進步，就是戴高樂快樂的源泉。做為虔誠的天主教教徒，戴高樂也把信仰灌輸給安娜，時常帶她一起做祈禱，他說一句，要求安娜跟著重複一句，日復一日，當有一天發現女兒也能模仿出同樣的語句，哪怕是簡單地發出「爸爸」的呼喚時，他激動得熱淚盈眶。終其一生，「爸爸」是安娜說得最清楚的一個單詞。

從小患病讓安娜的身體健康狀況很差，這種智障疾病往往會合併其他器官的不健全，安娜因此成為醫院常客。有一次，戴高樂外出工作，碰巧安娜住院做手術，他愛女心切，又無法不為國家盡職，於是從遙遠的地方打長途電話回家問長問短，迫切地想知道醫師怎麼說，女兒還疼不疼。

安娜雖然無法充分表達感情，對於父親長期的陪伴、潛移默化的關愛卻深有感觸，她努力學習走路、學習說話。每當父親要準備出門時，安娜的眼中總是流露出悲哀和悵然若失。

一九四〇年，法國戰敗淪陷，領導人屈膝投降，密謀已久的戴高樂匆匆告別家人，出乎意料地強行登上前往英國的飛機，他要和當傀儡的上司訣別，他要繼續向納粹德國宣戰。

此時的德國統治區裡，希特勒分子不僅屠殺猶太人，也對所有天生殘疾的人士進行迫害。按照他們的種族理論，天生殘障的人必須被消滅，這樣才可以保持人類的純潔和遺傳優勢。如果安娜繼續留在法國勢必凶多吉少，何況她還是「通緝犯」戴高樂的女兒！

初到倫敦的那段艱難歲月裡，戴高樂時時牽掛著安娜。慶幸的是，依馮娜果斷地帶著兒女們，乘坐最後一班輪船逃往倫敦，及時脫離了恐怖的納粹魔掌。

此後幾年，戴高樂發起「自由法國」運動，用武裝鬥爭抗擊納粹侵略者，他高大而忙碌的身影屢屢出現在英倫、在北非。

一九四四年夏秋，在英美盟軍的幫助下，法國抵抗組織終於重返巴黎。戴高樂穿著整齊的軍服，在市民和鮮花的簇擁下回到了凱旋門，接受當地德軍的投降。此時，將軍譽滿天下。

相對於他所有的成就，戴高樂人生的終極指向仍然是小女兒安娜。安娜給予他無法估量的精神動力，正如戴高樂在孤獨的遠征中所言：「對我來說，這個孩子是一種恩典，她是我的快樂，她幫助我超越所有的失敗和榮譽，永遠讓我把目標看得更高。沒有安娜，我也許不會做我能做的事情，她給了我心靈和靈感。」靠著這些信念，戴高樂拯救了法國的榮譽。

一九四五年十月，戴高樂夫婦用節衣縮食積攢的資金買下一間小城堡，為殘疾女孩子修建了一家專門私人醫院。

人類可以在脆弱中找到力量，沒有什麼比無私付出的愛更強大。愛，在生活中無法給予人們對抗悲劇的保證，但確實能給予人們超越悲劇的力量。

一九四八年初，安娜二十歲生日後一個月，戴高樂的長子菲力浦回到家裡，吃驚地發現全家人都陷入巨大而悲痛的沉默。

原來，安娜剛剛去世了，醫院的死因解釋是肺炎。她在父親的臂彎中悄悄離開這個世界，一如她降生時的模樣。

戴高樂痛心地說：「她的靈魂已經釋放了，但我們小小的受難孩子，我們沒有希望的小女孩，消失了，這給我們帶來了巨大的痛苦。現在，她和其他孩子們都一樣了……」

這時，「蒙古痴呆」開始有了比較正式的名稱——唐氏症候群（Down’s syndrome）。醫學家慢慢發現這種先天痴呆畸形的病患，常常合併很多諸如先天性心臟病、白血病之類的頑疾和缺陷，當時的平均壽命就是二十歲左右。先天性心臟病的患者容易併發肺部感染，安娜很可能也是如此，肺炎或許只是死亡的誘因，具體的身體狀況可能限於當時的醫療技術水準未能診斷出來。

安娜被埋葬在將軍家鄉科隆貝的教堂旁邊。

戴高樂一生節儉，卻為殘障兒童的治療和康復設立了專用基金，並以自己撰寫回憶錄的版稅做為基金支應。

一九七〇年十一月，戴高樂將軍溘然長逝，人們打開他一九五二年寫好的遺囑，發現了這樣一段文字：「我的葬禮一定要在科隆貝的教堂舉行。如果我死於別處，我的遺體務必運回家鄉，我的墳墓必須是我女兒安娜安葬的地方。」又過了九年，依馮娜去世，遺言同樣要求和這對父女葬在一起。

安娜去世後，戴高樂一直隨身攜帶她的照片，須臾不離。一九六二年八月那次遇刺事件，正是安娜的照片相框擋住了罪惡的子彈，救了父親一命。冥冥中，一切似乎都有天意。

話說回來，「蒙古痴呆」和唐氏症候群究竟有什麼關係？嬰兒為何會罹患這種疾病？當時的醫學界認為唐氏症候群和夫妻酗酒或行為不檢點有關，但戴高樂一家篤信天主教，自幼家庭教育既傳統又嚴格，並沒有這樣的毛病，依馮娜更是淑女兼賢妻良母，與一切惡習絲毫不沾邊。他們先前生育的兩個子女都很健康、活潑、可愛。

也有醫師認為唐氏症候群和高齡產婦有關，這在調查研究中可從發生率上得到證實。確實，除了高齡產婦，過於年輕的女子也容易產下帶有這種疾病的嬰兒。可是依馮娜懷安娜時是二十七歲，風華正茂，又該做何解釋？

坊間傳聞，夫人在懷孕期間遭遇車禍，據說當場昏死過去，搶救時用了很多藥物才甦醒過來，這些不良的干擾因素會是導致胎兒畸形的元凶嗎？

不安全的子宮

二十世紀五〇、六〇年代，曾有一種叫「反應停」（沙立度胺，thalidomide）的孕婦止嘔藥物風靡西方社會。到了六〇年代初，西德數以千計的孕婦生下了沒有手、腿的怪嬰——「海豹短肢畸形兒」，他們的母親均使用過這種止嘔藥。此「反應停事件」引起了全世界的恐慌，影響深遠，罪魁禍首沙立度胺很快被鎖定。藥物致畸在全社會及醫學界備受關注，人們進行了廣泛的研究。妊娠期不恰當用藥的主要危害之一就是導致胎兒畸形，當然，藥物的致畸作用只是冰山一角。

子宮是動物孕育最早的搖籃。然而從生命誕生之日起，直到離開這個搖籃，小生命並非時時處於安全的環境中，各種外界因素都可能對他構成傷害，而且是永久性的傷害。

現代社會中，藥物是最常見的肇事者。藥物透過胎盤進入胎兒血液後，游離濃度會增加，加之胎兒的血漿蛋白含量低，藥物無法被這些蛋白約束綁定，因此胎兒血液中游離的藥物濃度大約是成人的一．二到二．四倍。也就是說，藥效會發揮得更加徹底。

除了藥物本身，胎兒在哪個生長發育階段接受藥物也非常重要。卵子受精後的兩週，受精卵著床前後，藥物和周圍環境毒物對胎兒的影響表現為「全」和「無」兩種現象。「全」指的是胚胎受損嚴重，最終死亡、流產；「無」是指無影響或者影響很小，可以經過早期的胚胎細胞完全分裂增生替換受損細胞，讓胚胎繼續發育，不出現異常。

受精後三到八週（即停經後五到十週），胎兒各部分開始定向發育，主要器官都在此時形成，母親在這個階段服藥，可能對將要發育成特定器官的細胞產生傷害，使得胎兒發育停滯、畸變，亦即「致畸高度敏感期」，器官開始發育到初步形成有一定的時間，具體而言，大約在受精後十五到二十五日（兩週～四週），神經初步形成，心臟大約在二十到四十日（三週～六週），肢體大約在二十四到二十六日（三週左右）。

妊娠十六週後，胎兒絕大多數器官已形成，藥物致畸的敏感性降低，但是生殖系統、中樞神經系統在整個妊娠期間持續分化發育，仍然容易受到藥物影響。妊娠晚期近臨產的孕婦如果口服維生素K_3過量，也會引起新生兒高膽紅素血症。

妊娠期絕對安全的藥物幾乎沒有，同一有害藥物由於用藥時間不同，會損害不同器官，而不同的有害藥物雖然用藥時間相同，也會影響不同的器官。為此，醫師建議應盡量避免不必要的用藥，妊娠早期更要特別慎重，應予最小有效劑量治療孕期疾病。

各種動物對藥物的敏感性也不一樣，以「反應停」為例，人類比小鼠敏感六十倍，比大鼠敏感一百倍，比狗敏感兩百倍，比田鼠敏感七百倍。因此，相同劑量可能對某些動物無害，對人類胚胎卻有害。

感染、金屬化學工業品、其他有害化學物質也會對胚胎產生多種不良影響，包括死亡、宮內生長受限、先天性缺陷及智力發育遲緩。

酒精的確能產生很大的危害。孕期過度飲酒可能引發多種先天畸形，稱為胎兒酒精症候群，主要表現為胎兒出生前後的生長遲緩、智力障礙、小頭畸形、小眼、短眼裂、眼距窄、面中畸形、唇裂、腭裂、心臟和四肢畸形、外生殖器異常等，這看起來似乎和唐氏症候群有關。

另外，菸草中的尼古丁、一氧化碳和多環芳香烴對孕期胎兒也非常有害，會導致胎兒畸形。這是因為尼古丁可引起胎盤血管收縮，使得胎兒缺血、缺氧，致使發育遲緩，容易早產。而男性吸菸還可能造成精子品質下降、量少、畸形率高、活動力低，這些對受精卵都有負面影響。

超過安全劑量的放射線（如醫學上的γ射線、X光等）也會對胚胎產生致畸作用。孕婦接觸過量放射線後，其子代發生遺傳物質染色體畸變的危險性增加。因此，過量放射線會引起胎兒發育畸形、死亡、白血病以及其他惡性腫瘤，愈是妊娠早期，這種危害就愈嚴重。妊娠超過十五週後，輻射產生的危害會減弱，但是大量的輻射仍會對胎兒產生不利影響。

科學家在二十世紀五〇年代後期發現，唐氏症候群屬於遺傳物質畸變引起的先天畸形，遺憾的是，畸變的原因到底是藥物還是射線，抑或酒精和菸草，目前仍然無法確定。因為透過臨床調查發現，高齡產婦和過於年輕的產婦即使沒有接觸上述不良因素，其胎兒發生唐氏症候群的比率仍然很高，似乎暗示著該疾病可能和人類自身的生殖細胞不成熟或老化有關。

戴高樂夫人在懷安娜期間遭遇車禍，並被醫療手段干預過，藥物治療和X光檢查恐怕難以避免。至於胚胎到底是被外界因素誘發致畸，還是自身突變，恐怕已是永遠的謎。

唐氏症候群，說不完的故事

染色體承載著動物的遺傳基因訊息，每種動物的細胞染色體數量都會有差異。一般而言，人類每個細胞中都有二十三對（四十六條）染色體，每條染色體包含各種基因，決定著人類的各方面，如長相、智力和皮膚顏色等。染色體出現問題，就有機會導致唐氏症候群。

接近九五％的唐氏症候群患者體內的第二十一對染色體上多了一條染色體，即細胞中共有四十七條染色體！父母雙方通常都攜帶正常的染色體，胎兒是在偶然情況下形成三體異常。另外五％屬於其他類型的染色體畸變。

第二十一對染色體是最小的染色體，其攜帶的遺傳訊息相對較少，相較其他染色體的三體變異現象，它屬於輕度先天異常，所以產婦能將患病嬰兒正常產下的機率較高。如果是其他部位的染色體變異，由於影響太大，畸形過於嚴重，胚胎往往無法繼續發育而死亡，或是產下不久即夭折。

然而，就是這一點點畫蛇添足的「輕度先天異常」，構成了嬰兒智力發展的嚴重障礙，影響一生！要知道，人類和黑猩猩的基因相似度高達九八～九九％，可是兩者的智力簡直就是天壤之別！

唐氏症候群是於一八六六年由英國醫師約翰·朗頓·唐（John Langdon Down）發現的，當時他總結出一群有相同特徵的病患，其外部特徵一如安娜，智力受損程度則從輕度到重度不等。

唐氏症候群病患常伴隨有其他臟器的問題。具體有消化器官畸形，如先天性食道閉鎖症、十二指腸狹窄、鎖肛等；先天性心臟病的患病比率高達四〇％，較嚴重者需要手術治療；白內障患病率約為二％；急性白血病患病率為一％等，都是他們容易早逝的原因。

這種疾病最早叫「蒙古症」或「蒙古痴呆症」，因為唐醫師發現病患的面部比正常人寬，眼睛小而上挑，看起來與蒙古人種有某些類似之處。由於各國病患的面容都有共同特徵，他們也被稱為「國際人」。

隨著科學和倫理學的發展，醫學界漸漸認為「蒙古症」或「蒙古痴呆症」這種叫法不嚴謹，也對亞洲人不尊重，更無醫學上的實際意義，遂棄之不用。

到了二十世紀五〇年代，遺傳學家發現唐氏症候群是由人體內第二十一對染色體的三體變異所造成，這也是人類首次發現染色體缺陷疾病。一九六一年，「唐氏症候群」一詞由《柳葉刀》編輯首先使用。四年後，WHO將此病症正式定名為「唐氏症候群」，取約翰．朗頓．唐的姓氏 Down 以作紀念。

唐氏症候群的成因至今仍然是個謎，但根據世界各地統計，平均每六百個嬰孩有一個是唐氏症候群病患。由於此症為先天性，沒有相應的根治方法，目前只能透過產前檢測，早期干預（但有的國家禁止墮胎），另外就是提倡優生優育，積極預防。

幾十年前，唐氏症候群病患的平均壽命只有二十歲左右，現在由於可以對此病連帶的其他器官問題進行治療，並保持健康狀態，平均壽命已經增加到五十歲左右。

現代醫學認為唐氏症候群病患生長速度較慢，不論在肌能、認知和語言等各方面，均需要長時間適應及訓練。他們大部分是輕度及中度智障人士，學習能力較慢，但透過努力，仍有機會到達終點。經過專門訓練後，他們也能照顧自己、發展潛能、與人溝通，甚至完成學業，從事相對簡單的工作，自食其力，過著與普通人幾乎一樣的生活。

他們常常擁有獨特的個性和思想感情，熱愛音樂和舞蹈，喜歡模仿別人，天性樂觀，愛交朋友，具備助人、友善、率真的良好心靈特質，但有時會顯得固執。由於智力和言語表達的影響，他們的社交發展可能會遇到障礙，但只要給予與人接觸和交往的機會，從日常環境中訓練與人相處的技巧，加以正確引導，社交絕非他們無法克服的難題！

當然，這樣的培養、治療和特殊教育、心理輔導，愈早介入，效果愈好。

從這個角度出發，戴高樂讓安娜永遠留在家中，不讓其接觸社會，今天看來就未必合理了，儘管當時的福利機構、專門訓練機構還很不成熟。

安娜是不幸的，卻又是幸運的，她一生充分享受著無盡的父愛，也永遠和父母長眠在一起。今日，寧靜的教堂旁邊，有一處不大起眼的灰白色十字架墓穴掩映在綠樹叢中，泥土裡面便是三個心連心的家人，安享著天倫之樂，他們每天聽著教堂柔和的鐘聲、鳥兒自由的嚶嚶，看日升日沉，數花開花落，時而為世界祈禱，時而追憶著一起生活的動人畫面。

小羅斯福，生不逢時

佛蘭克林．德拉諾．羅斯福
Franklin Delano Roosevelt
一八八二．一．三十～一九四五．四．十二

美國總統在北極熊家門口

二十世紀，世界上開過無數重要會議，但沒有一場的重要性能夠超越二戰末期在蘇聯舉行的雅爾達會議。在此次會議上，東西方陣營長達半個世紀的冷戰逐漸露出水面。二戰「三巨頭」在其中制定的勢力範圍，就是著名的「雅爾達體系」。

雅爾達（Yalta），黑海沿岸著名的療養勝地，克里米亞半島的小城，歷史上原本屬於俄羅斯，在二十世紀五〇年代被蘇聯政府劃歸烏克蘭加盟共和國。蘇聯解體後，景況依然，只不過半島居民中有數量眾多的俄裔人士。近年來，俄羅斯重新宣布併入克里米亞半島，引起了俄烏之間的劍拔弩張，美國則是站在烏克蘭這邊，聯手壓制俄羅斯。

雅爾達早在七十二年前就舉世聞名。

初春的寒風依舊在俄羅斯西南部的海邊漫遊，戰爭的殘酷只顯現在軍人嚴肅的臉上，小城雅爾達一如往常寧靜平和，或許這是蘇聯式政權最擅長的？

一輛碩大的銀白色飛機在機場徐徐降落。機場上威嚴肅穆的軍儀隊和軍樂隊出現了一絲不易察覺的興奮騷動，「美國人來了！」

機艙的小門被推開，幾個保鏢俐落走下扶梯，接著在另一批護衛的攙扶下，一個坐在輪椅上的枯瘦身影被小心翼翼送了下來。

史達林的代表、元帥和將軍們、蘇維埃主席團的領導們，紛紛熱情地走上前，恨不得親吻這位高貴而孱弱的客人。

隨後，軍樂隊熟練地演奏起美國國歌〈星光燦爛的星條旗〉，接著是蘇聯的新國歌〈牢不可破的聯盟〉，前者爽朗，後者莊嚴，似乎殊途同歸，這是他們在二戰的塵埃即將洗滌時，最後的溫暖碰頭。

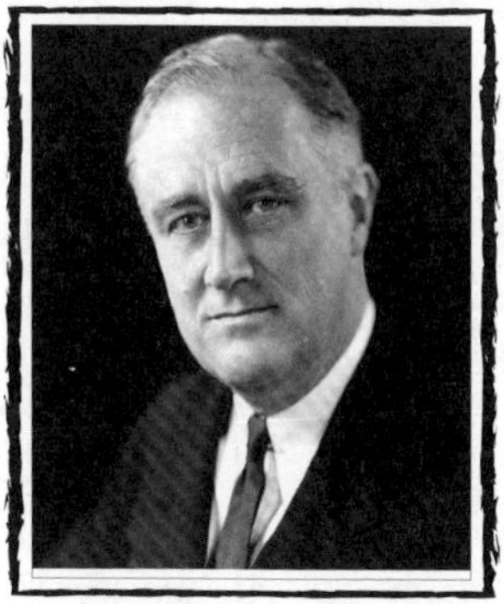

軍儀隊按部就班地列隊步操而過，他們臉上掛著勝利者的自信，甚至傲慢，隆重的接待規格更顯示出蘇聯人日益膨脹的雄心，他們的眼光已經不只落在行將就木的納粹德國身上了。

對普通蘇聯士兵而言，眼前這位美國總統的形象實在有點令人失望。那時的媒體不發達，社會主義國家對傳媒的管控更是嚴格得出名，幾乎沒幾個蘇聯人真正知道美國總統長什麼模樣。在戰爭最艱苦的時刻，美國確實對蘇聯施予援手，美國的汽車、卡車、飛機，甚至坦克，源源不斷地送進蘇軍手裡。但這些設備似乎未能引起基層士兵太大的興趣，他們最感興趣的是美國朋友贈送的午餐肉罐頭。在物資匱乏、輕工業和食品加工業異常粗糙的蘇聯，士兵和民眾只能啃粗劣的黑麵包熬日子，美國的大眾食品雖然談不上多麼豐富的營養，口感卻讓黑麵包望塵莫及。光衝著這一點，士兵們就得感謝這位總統先生，然而，他居然那樣無精打采，臉上浮著一層不祥的神色，看起來讓人無比擔憂。

會談很快在緊張的氣氛中展開，蘇聯人感到最頭疼、最惱火的，並不是來自「自由世界」頭號強國的美國總統羅斯福，而是他的盟友——英國首相邱吉爾。

從年齡看來，羅斯福最年輕，當時六十三歲；史達林其次，時年六十七歲；最年長的是邱吉爾，七十一歲，但羅斯福顯然是他們之中健康狀況最糟糕的一個！

邱吉爾依舊老謀深算、巧舌如簧，儘管史達林咄咄逼人，先聲奪人，但邱吉爾步步為營，兵來將擋，雙方唇槍舌戰，此起彼伏。戰後的世界應該怎樣劃分？戰後的德國該如何處置？戰後的歐洲到底命運如何？邱吉爾盡最大的努力抵擋著蘇聯的鐵幕推進。

不過，羅斯福似乎喪失了和蘇聯人討價還價的耐性、興趣和精力。他時常耷拉著眼皮，好像對周圍的一切置若罔聞，疲憊是他的常態。嘴巴偶爾吐出幾句含糊的話語，大多數時間都是眼神發呆。或許他心中的底線早已設定好，或許他和英國人只是唱著一齣雙簧戲。

蘇聯人覺得這位美國總統似乎來日無多。他的精神在十幾年的新政和四年的戰爭中完全被耗盡了，如今不過是帶著一具空殼來到蘇聯，象徵性地會面而已。

事後的歷史表明，羅斯福對史達林的擴張展示出最大的容忍性，甚至不惜讓步。整個東歐，乃至德國東部，完全被納入蘇聯的勢力範圍。在亞洲，美國默許蘇聯占領日本的北方四島。至於中國，他們私下交易，把外蒙古歸入蘇聯的勢力範圍，使之從中國版圖徹底分裂出去。做為二戰中貢獻良多的同盟國一員，中國並沒有得到美國總統的眷顧，那些祕密的出賣協定在雅爾達會議墨跡已乾涸許久之後，才傳入蔣中正的耳朵裡。

有人說，美國人有求於蘇聯，希望他們盡快出兵東北掃滅日本關東軍，迫使日本盡快投降。當時美國的原子彈還沒完全研製成功，威力暫時無法驗證，美國人的底氣不足。

也有人抱怨，以美國強大的國力，完全可以戰勝在蘇德戰場中損耗巨大、經濟瀕臨崩潰的蘇聯，為什麼要做出如此大的讓步？

難道，羅斯福的病體無法支撐他與史達林的較量？這當然不是最主要的原因，但美國總統在會談上的萎靡或多或少讓西方陣營吃了點虧。在艱苦的談判桌上，他無法與意志堅定的蘇聯領導人持續周旋，他弱不禁風的形象更刺激了蘇聯人的勃勃野心。

一代偉人的落幕

佛蘭克林·德拉諾·羅斯福（Franklin Delano Roosevelt），美國第三十二任總統，也是美國歷史上唯一蟬聯四屆的總統。羅斯福從一九三三年開始執政，直到他去世為止，在二十世紀的經濟大蕭條和第二次世界大戰中扮演了重要的角色：他推行新政挽救經濟；二戰爆發後推出租借法案援助盟國對抗法西斯，並促成美國加入二戰戰場；戰爭後期，他對建立戰後世界新秩序又發揮了重要作用，尤以在聯合國的成立中表現突出。歷史學家普遍認為羅斯福是美國最偉大的三位總統之一，與華盛頓和林肯齊名。

羅斯福年輕時因不幸罹患脊髓灰質炎導致癱瘓，後半生政治生涯都在輪椅上度過，他以半身不遂的病殘之軀為打敗法西斯嘔心瀝血，可謂輪椅上的巨人！

美國立國兩百餘年，總統一職至今已來到第四十五任，前前後後就任人數有四十四位，但真正讓外國人耳熟能詳的，恐怕不超過十個。中國人常說時勢造英雄，如果沒有特殊的時代背景和機遇，羅斯福也許只是檔案中塵封的名字而已。可是，純粹是因「生逢其時」嗎？也不盡然，時代賦予他建功立業的使命，卻沒有施捨他該享有的健康。

一九四五年二月三日，二戰即將塵埃落定。著名的雅爾達會議前夜，羅斯福一行人抵達蘇聯機場。據在場人士回憶，「他的面貌讓人大吃一驚」，「臉色難看，布滿皺紋，顯現出極度的疲勞」，寬大的黑色斗篷裹著他的身軀，使他更顯蒼老，斗篷敞開時身上的衣服晃晃蕩蕩。羅斯福的衰弱沒有逃過英國首相邱吉爾的眼睛，他後來追述：「羅斯福已經喪失其權力所需的體力了。」邱吉爾的私人醫師也在回憶錄中透露：「從醫師的視角來看，總統（羅斯福）像一個病人……估計沒幾個月可活了。」

回到美國，三月一日，羅斯福在國會演講的措辭顯得異常笨拙，講話也錯誤頻出，他的腦部語言和思維功能似乎受損了。四月十二日，他頭痛欲裂，不久便與世長辭，終年六十三歲。官方公布的死因是腦出血。四個多月後，二戰結束。

早在一九四四年三月，羅斯福就曾因呼吸困難和腹脹住院。醫師注意到總統有輕度紫紺，血壓186/108mmHg，胸部X光片提示心影增大，初步診斷是「高血壓、心力衰竭」。由於治療手段有限，醫師僅建議服用洋地黃（按：增強心臟收縮的藥物）並減少食鹽攝入。這些措施本身沒有錯，但醫師們忽略了血壓，或是他們根本就不理解血壓到底對心衰有什麼影響。一個月後，雖然羅斯福的症狀稍有緩解，血壓卻升至240/130mmHg，去世前的血壓更高達300/190mmHg。羅斯福的智囊團並沒有讓外界清楚了解總統的健康狀況，他們隱瞞了部分情節，目的只有一個——繼續贏得總統大選。如果羅斯福因健康問題敗北，歷史將有多大的改變？

關於這位偉大總統之死，歷史之謎尚未完全解開。有的研究者聲稱，黑素瘤的致命皮膚癌很可能是奪去羅斯福生命的殺手。這恐怕只是一家之詞。血壓如此之高的病患，暴亡幾乎指日可待。

羅斯福毫無疑問是個高血壓患者。翻開醫療檔案，羅斯福在一九三五年所測的血壓是136/78mmHg，兩年後為162/98mmHg。到了一九四一年，血壓已攀升至188/105mmHg；一九四四年六月，血壓來到 226/118mmHg；其後，他的血壓一直在 200/100mmHg 左右，心電圖出現了心臟肥大的表現，尿蛋白呈現「++」。雅爾達會議時，血壓甚至高達 260/150mmHg！

一國之尊，何至如此？

束手無策，還是視而不見？

今天看來，即使是普通百姓也不至於把血壓「管理」得那麼差，何況是國家元首？感謝我們生正逢時吧！二十一世紀擁有五花八門的口服或靜脈降壓藥，八仙過海，各顯神通，甚至有能夠治療頑固性高血壓的腎動脈交感神經微創消融術。

不幸的羅斯福總統生不逢時，在他的時代，既沒有意識到高血壓是促發腦中風（包括腦梗死、腦出血）、心力衰竭、冠心病、視網膜疾病和腎臟損害的高危促進因素，也沒有足夠的動力和能力發明出有效控制血壓的藥物和手段。現今的醫師無人不知，苯巴比妥是鎮靜催眠劑，會對中樞神經產生抑制作用，甚至可用來麻醉和治療癲癇，然而在當時，它卻是「降壓藥」（當時沒有別的藥物可以產生專門的降壓效果，唯有使用苯巴比妥，利用它的副作用降壓），這在今天的心臟內科醫師看來簡直是天方夜譚！但畢竟，行之有效的降壓藥「利尿劑」是羅斯福去世後才登上歷史舞臺的，更不用說ＣＣＢ、ＡＣＥＩ和ＡＲＢ（按：皆降壓藥專用名詞）等力量更強的後起之秀了！和無數美國人一樣，羅斯福最終屈服於以高血壓為首的心血管疾病，死而不知其所以然。

最早利用高血壓病機理製造的降壓藥始於一九四八年，這類藥物主要透過減少鈉和體液瀦留，降低血容量而使血壓下降，被統稱為利尿降壓藥，其中最主要的是噻嗪類，有氫氯噻嗪、氯噻嗪、氯噻酮等，雖然比較安全，副作用不算危險，但降壓力度遠遠不足。而且即使是這樣的藥物，羅斯福總統仍無緣享用。

今天，高血壓的定義是達到 140/90mmHg，理想的血壓不超過 120/80mmHg，而 130-139/85-89 mmHg 屬正常偏高。高血壓病中絕大部分是原發性，病因可能與年老、動脈硬化、遺傳、鈉鹽攝入等有關，尚有待研究。只有少數人的高血壓是由腎動脈狹窄、激素異常等繼發原因引起，即繼發性高血壓。

既然羅斯福的醫師能夠準確測出總統不可遏制的血壓，為何不積極應對呢？事實證明，他們連鎮靜藥都嗤之以鼻。難道說，他們認為這是人體患病後的正常反應，毋須處理？

理念，首當其衝

二戰初期，德軍裝備的坦克並不是最優秀的，性能方面仍存在各種問題尚待解決，英國和法國倒是配備了不少裝甲厚、火力猛的坦克，如果單挑，德軍根本占不到任何便宜。

但是，德軍在法蘭西戰役中所向披靡完敗英法聯軍，靠的不是坦克的個別性能，而是仰仗著「閃電戰」對坦克集群使用的先進理念。

和醫學手法比起來，醫學理念也是重中之重，只有先進的理念才能引領醫藥和治療手段的突飛猛進，才能讓更多患者枯木逢春。羅斯福時代的美國醫療水準已開始獨占鰲頭，然而做為馬後炮，我們回首歷史卻發現，真理是在與謬誤的較量之中一步步嶄露頭角的。

在古老的中國，「血壓」一詞並未在傳統醫學中出現，進入二十世紀前的中國醫師也沒幾個人聽過血壓的概念，歐洲人對血壓的認識還是比較早一些。

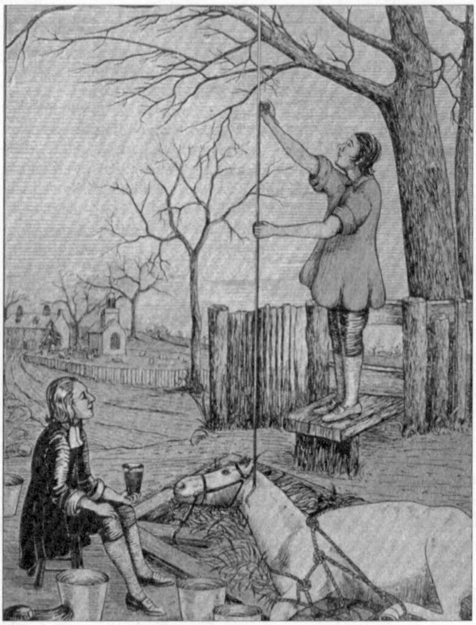
▲史蒂芬·黑爾斯用馬進行血壓實驗。

一六二八年，英國醫師威廉·哈維（William Harvey）在〈心臟的概念〉這篇論文中提到了血液循環的概念。為了確定血流運動方向和心臟的關係，哈維對血管進行了解剖。他的結論是大量的血液從心臟中流出，沿血管流向組織。這些血液必然是從心臟流向組織，又從組織流回心臟，如此周而復始，形成一個循環。

一七三三年，一位愛好科學的英國牧師史蒂芬·黑爾斯（Stephen Hales）利用一根長約九英尺的玻璃管，插到一匹馬的頸動脈上做實驗。霎時間，殷紅的鮮血從那匹可憐的馬的脖子上迸湧而

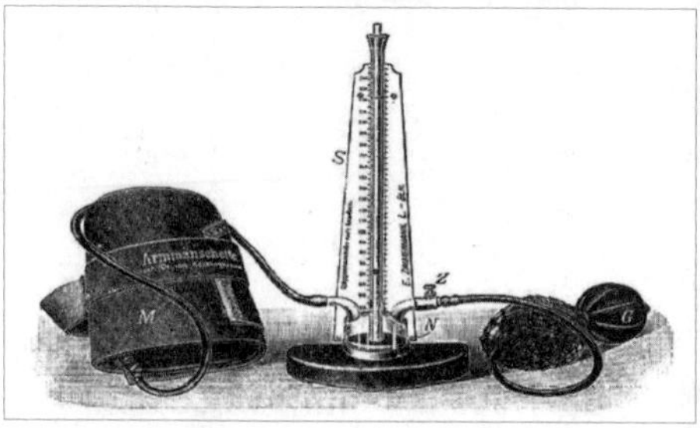

▲世紀之交的血壓計，已和現代血壓計非常接近。

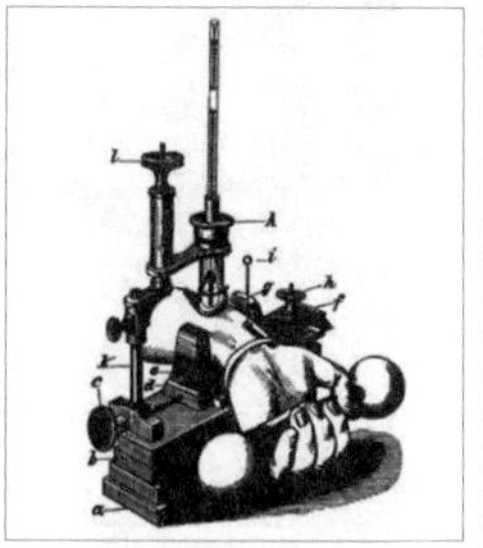

▲第一款無創血壓計，仍舊複雜繁瑣。

出，直射而上，形成了一個高八英尺三英寸（約二．五公尺）的血柱，隨著馬心臟的跳動，血柱隨之上升與下降，頂點和低點之間的差距約二到四英寸（約五到十公分）。牧師認為最高處的壓力反應了心臟的收縮，最低處的壓力則反應了全身血管對血流的阻力。

馬的結局不得而知，反正從此之後，人們對血壓的概念從模糊抽象開始變得具體真實。當然，這樣的測量方法太危險了，恐怕沒幾個病患敢嘗試，畢竟還來不及診斷就可能會因失血而死亡。直到一八七六年才發明出無創傷的血壓監測手段，但簡易可行性依舊未能如意。到了十九世紀末二十世紀初，接近現代人使用的袖帶式充氣水銀血壓計終於面世。

今天我們已知曉血液由心臟送出，循環體內一周回到心臟的時間大概是十到二十秒，其間的距離其實相當長，速度卻如此之快，強大運送力的根源正來自心的搏動。血管不斷被血液衝擊，血管壁受到的血液壓力便是「血壓」。

不過，知道血壓的存在是一回事，知道血壓的影響又是另一回事。

二十世紀三〇、四〇年代，心血管疾病已是美國人的主要死因（約占所有死因的一半）。由於對預防和治療心血管病的認識甚少，大部分美國人都認為死於心臟病是不可避免的，還沒有人把高血壓和這些疾病連想在一起。儘管當時人們已經知道高血壓的存在，遺憾的是，當年的醫生都認為血壓升高不僅是機體正常的代償反應，還是一種有益的保護性反應，根本毋須治療。

貴為總統之尊，羅斯福的血壓升到 200/120mmHg 時，他的保健醫師照樣漫不經心，還認為這血壓與其年齡相匹配。當時羅斯福已出現頭痛等症狀，卻沒有人把症狀與血壓高聯想起來，總統辦公室只雇了一位耳鼻喉專家做為私人醫師，這位醫師當然對羅斯福的高血壓更加等閒視之了。

羅斯福的早逝，充分體現二十世紀中葉人們對心血管疾病認識的匱乏。此後，一連串醫療事件促成了美國在一九四八年創立 Framingham 心臟研究中心，展開一系列 Framingham 研究。

科學的認識不可能一蹴而就。一九五七年的 Framingham 研究把高血壓定義為血壓大於或等於 160/95mmHg。那時的研究人員已經發現，高血壓者冠心病的發生率較普通人升高近三倍，腦中風也是高血壓的主要結局之一。然而，儘管已出現這些報導，大多數人仍然認為收縮壓允許值上限為一百十年齡，高的收縮壓是無害的，尤其對老人而言。

我們對於高血壓病及其防治的認識就像一塊乾癟的海綿，隨著大量實驗與臨床研究的深入，海綿才慢慢開始吸水並被貼上心血管危險因素的各種標籤。從七〇年代末開始，醫學家對血壓（尤其是收縮壓）的認識逐漸清晰明朗，高血壓的定義也在那時逐步成型。從此以後，高血壓及其併發症為世人所懼，引發了全球對於科學防治高血壓的關注。

至二十世紀九〇年代，醫學家依據循證醫學的證據，更新了高血壓的診斷標準。人們對高血壓的傳統認識得到了更新：高血壓病不僅是血液動力學異常疾病，而且伴隨脂肪、糖代謝紊亂，以及心、腦、腎等靶器官（按：靶器官爲醫學術語，指高血壓攻擊的目標器官）的不良重塑（按：指器官的不正常結構改變）。因此，治療要在有效控制血壓的同時，改善上述諸代謝紊亂，預防和逆轉靶器官如心、腦、腎等的不良重塑，這是降低心血管併發症的發生和病死率的關鍵。

許多人陶醉於現代醫學的一日千里，但只有不斷的自我否定才是永恆發展的源泉。今天的許多觀點在後人看來，想必同樣荒謬絕倫。

曾有人斷言，如果羅斯福活在現代，以目前的醫療水準，他的血壓不難控制，他的病並不致命，他將能有更大的政治建樹。是的，羅斯福也許會活得更長，但其政治生命未必，因為認知和意識必須跟上歷史發展的滔滔潮流，科學家如此，政治家更如此。

杜斯妥也夫斯基的罪與罰

費奧多爾・米哈伊洛維奇・杜斯妥也夫斯基
Фёдор Михайлович Достоевский
一八二一・十一・十一～一八八一・二・九

失態的大文豪

十九世紀的俄羅斯處在沙皇統治之下，無休止的軍事擴張與殘酷的農奴制殘餘依舊是這個國家追趕西方的桎梏。不過，恰恰在這一時期，俄羅斯文壇群星最是璀璨。

杜斯妥也夫斯基（Fyodor Mikhailovich Dostoyevsky）就是其中聲名顯赫的一位，他的價值甚至在二十世紀、二十一世紀仍為世人津津樂道。可惜大文豪體弱多病，而且被某種怪病糾纏了一輩子！

一八六三年某一天，四十二歲的杜斯妥也夫斯基和朋友文藝評論家尼古拉・斯特拉霍夫

（Nicolai Strakhov）聚會，兩人暢所欲言，氣氛甚是熱烈。杜斯妥也夫斯基愈說愈興奮，慢慢踱進朋友的臥室，他的雙手不停比畫著，似乎有許多高深的理論需要一吐為快。桌上雖然擺著俄國傳統美酒伏特加，兩位文學大師顯然更被話題深深吸引，酒精的誘惑暫時退居二線。

杜斯妥也夫斯基經常這樣，斯特拉霍夫本來見怪不怪，但他今晚的亢奮程度令人覺得隱隱不安。他談起一樁文壇趣聞，只見他的聲音慢慢拉到高亢處，臉部已經被熱情烘烤得紅通通一片，兩手有點激動地顫抖。斯特拉霍夫示意他往下說，這樣的高論很可能成為一段文學佳話。

不料就在此時，興奮到極點的杜斯妥也夫斯基忽然停止了所有的言語和動作，就連那喝醉般的表情也嘎然而止。他呆呆地瞪著斯特拉霍夫，嘴巴空空張著，欲言卻止，眼睛瞬間失去了神采。突然間，一種持續的、奇怪而恐怖的尖叫從他喉嚨裡噴射而出，聲音有點像動物的哮鳴，斯特拉霍夫不禁渾身戰慄。

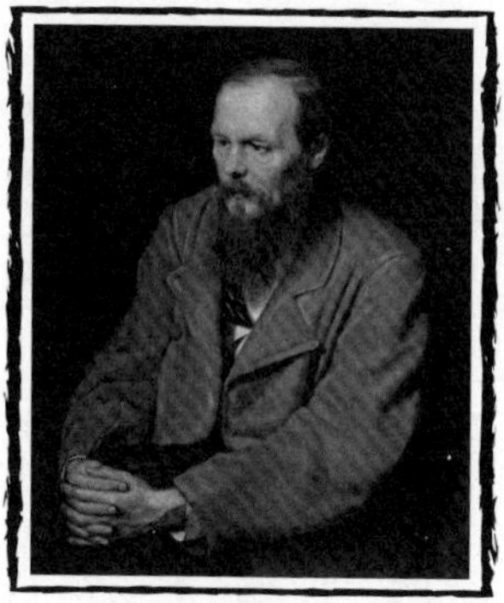

緊接著，杜斯妥也夫斯基暈倒在地，不省人事，身體不停抽搐，嘴角流出白沫。

斯特拉霍夫不是醫師，只好盲目且無助地一邊呼救一邊拍打著朋友的胸脯，忙得滿頭大汗。折騰了半小時後，正當他絕望之際，杜斯妥也夫斯基居然兩眼一睜，從地上坐了起來。

「啊！怎麼回事？我像是被什麼擊倒了似的……」甦醒後的杜斯妥也夫斯基喃喃自語。

捏了一把大汗的斯特拉霍夫趕緊攙扶他回家。

「發作前幾秒鐘之內，我被巨大的欣快感滲透了，這在正常情況下是不可能經歷的！我好像還見到了光環。」疲憊的杜斯妥也夫斯基事後告訴友人。這件事被斯特拉霍夫詳細記載了下來。

不管生前還是死後，醫師們圍繞杜斯妥也夫斯基的病症絞盡腦汁。有人認為是心理性的，也有人研究後判斷為生理性、病理性。

其實，作家本人乃至他的親屬對病症有更詳盡的紀錄，更神奇的是，作家的作品人物中也有不少患有類似的症狀，顯然作家把自己的困擾投射在故事角色上。透過綜合分析，現代醫學領域比較公認的看法是，杜斯妥也夫斯基罹患癲癇。

至於心理性因素，有沒有可能呢？

癲癇VS癔症

費奧多爾．米哈伊洛維奇．杜斯妥也夫斯基，俄國著名文學家，被稱為「人類靈魂的偉大審問者」。他的小說主要描繪生活在俄國社會底層小人物的悲憐、矛盾、困苦和走投無路，揭示生活在這種病態社會中人性的墮落、毀滅以及人的精神分裂。由於他偏愛選擇矛盾衝突最激烈、最可怕，甚至殘酷血腥的事件做為小說題材，且熱衷於表現人物的極端心理，使得作品的整體節奏感很不穩定，戲劇性極強，比如《白痴》、《被侮辱與被損害的》、《卡拉馬助夫兄弟們》、《罪與罰》

等。

有人認為如果列夫．托爾斯泰（Lev Nikolayevich Tolstoy）代表俄羅斯文學的廣度，杜斯妥也夫斯基就代表了俄羅斯文學的深度。

回到抽搐和意識喪失的話題上，除了癲癇，還有一種叫「癔症」的疾病與之頗為相像。癔症的分類同樣多種多樣，其中有種叫「轉換症狀」很是奇特，病患會出現各種奇特的肌張力紊亂、肌無力、舞蹈樣動作，抽搐發作毫無規律性。心理因素的誘導是重要前提，病患常於情緒激動或受到暗示時，突然發生緩慢倒地或臥於床上，呼之不應，全身僵直，隨之肢體抖動，甚至類似癱瘓，但無大小便失禁。症狀大多歷時數十分鐘，能自行終止。一般來說，事後病患會完全恢復，體力亦不受損，情況很像中國古代民間傳說的「鬼怪附體」。

現代醫學觀點傾向認為癔症是一種心因性疾病，而社會文化因素對癔症的影響作用也較明顯。癔症的發病機制尚不完全清楚，較有影響的觀點大致可歸納為兩種。第一種認為癔症是原始的應激現象，即人類在危機狀態下表現出來的各種本能反應，如興奮性反應：狂奔、亂叫、情感暴發等狀態；或抑制性反應，如失去反應、木僵、癱瘓、昏迷等。第二種觀點認為癔症是有目的的反應，有醫師發現癔症常常發端於困境之中或危難之時，而且癔症的「故意」發作，往往能導致病患脫離這種環境或免除某些負擔。

如果說社會心理因素在癔症中扮演著重要的角色，那麼以此套在杜斯妥也夫斯基身上，可以成立嗎？

杜斯妥也夫斯基的姓氏源於立陶宛貴族，據說是「尊嚴」之意，但到了他父親那一代已經徹底敗落。費奧多爾是七個孩子中的第二個，他的父親米哈伊爾是退休的軍事外科醫師，在莫斯科為窮人治病，和所有不得志的俄國男人一樣是個有暴力傾向的酒鬼。小杜斯妥也夫斯基的童年不算非常快樂，十六歲時，母親患肺結核去世；十八歲時，父親的神祕死亡讓他既傷感、恐懼又無奈，人生的旅途上被投放了一道黑沉沉的影子。有傳聞指稱，他父親因酒後發瘋，與奴僕發生衝突，被身強力壯的奴僕按倒在地，直接用伏特加酒活活灌死！

坊間傳說，杜斯妥也夫斯基在二十五歲甚至更年輕時，就已經出現了抽搐、神智不清的短暫發作，類似的情況在一八四九年後愈來愈頻繁。

杜斯妥也夫斯基二十多歲剛涉足文壇，很快嶄露頭角，準備更上一層樓的時候，厄運降臨了。由於沙皇政府對革命者大幅提高警惕，任何和革命相關的嫌疑人士都被密探盯上。杜斯妥也夫斯基的言論毫無節制，又與一些政治異議人士有往來，幾乎在第一時間就被逮捕及監禁。

大半年後，一八四九年十二月二十二日，杜斯妥也夫斯基被押赴刑場，他面前有幾個「犯人」被捆綁在牆根上，十字架豎立了起來，牧師扮演著最後安撫的角色。劊子手舉起來福槍，一陣槍聲過後，鮮活的生命瞬間倒地成了血肉模糊的屍體。

杜斯妥也夫斯基閉上眼，驚恐已讓他失去了表情和動作。就在等著子彈向他飛來時，幾輛馬車奔馳而至，一道聖諭從天而降——沙皇廣開隆恩，赦免死罪，槍下留人。原來這是一場惡作劇，杜斯妥也夫斯基被判到西伯利亞服勞役，本來就與死刑毫不相干！這段驚心動魄的經歷深深影響了作家的餘生。

後來，他在寒冷、淒苦的西伯利亞從事勞役和兵役長達十年，艱苦的環境和苦悶的心情讓他的健康更加惡化，後來因健康問題被軍隊開除，接著被釋放回原籍。

從放逐西伯利亞的歲月開始，杜斯妥也夫斯基的抽搐、失神發作次數愈來愈密集，親眼目睹者愈來愈多。儘管他得以重返文壇，但生活的困頓使他陷入賭癮，不能自拔，輸贏之間自然是敗多勝少。

人們常看到一個頭髮和鬍鬚像淒淒荒草般稀疏的中年人，身上穿著一件鬆垮垮、皺巴巴、髒兮兮，似乎多年不曾洗燙的舊大衣，渾身散發著一股酸腐味。中年人常常獨坐，出神痴想，像是罪犯坐在陰暗的審訊室裡等待無情的審判；又似乎是個傾家蕩產的賭徒，在絕望之後沉浸在昔日一擲千金的狂歡中。沒錯，他就是杜斯妥也夫斯基。

杜斯妥也夫斯基的愛情和婚姻生活同樣坎坷。

服完苦役後，他第一次萌發了愛情，對象是一名小官員的寡婦瑪莉亞。然而對瑪莉亞來說，杜斯妥也夫斯基更像是個哥哥，而不是丈夫。夫婦二人無論精神還是肉體都無法實現真正的交融，這段遲來的初戀和婚姻只持續了八年，以瑪莉亞病逝告終。

第二段戀情的對象是年輕他二十歲的大學生阿波利納里婭，這位女孩被大文豪的文字深深吸引，但大文豪並沒有完全滿足她的欲望，兩人分分合合，一連串的爭吵之後，阿波利納里婭撂下一句：「我不會嫁給你的！」深深刺傷了杜斯妥也夫斯基的心。

直到一八六七年，四十六歲的杜斯妥也夫斯基才與第二任妻子——速記員安娜共結連理，白頭到老。

理論上說，這些經歷都對杜斯妥也夫斯基構成了心靈創傷，有可能導致癔症。不過就臨床表現來看，不支持癔症的地方同樣很多。

首先，癔症病患的性格一般較為輕佻，臨床表現比較多樣化，有可能每次都不一樣，可謂花樣百出，有時歇斯底里，有時裝傻，甚至夢遊。杜斯妥也夫斯基的病症表現卻大多一樣，可謂刻板之至。據說他不到四十歲就開始記錄自己的抽搐發作，一直到死，總數居然超過一百次！此外根據朋友和家人的回憶，他一週通常會發作一次，有時甚至一週數次。這些詳盡而雷同的紀錄不得不讓人信服。

其次，癔症或多或少有某些明確的目的性（病患有擺脫當前處境的嫌疑），不排除其中有表演成分，尤其是他人在場時更容易誘發，癲癇卻沒有。

安娜有一次記錄了丈夫的發作：「他原本和我妹妹在聊天，突然就中斷了講話，站起來走到我身邊。我驚訝地看著他的臉部變化。猛地，一陣可怕的哭聲，甚至類似嚎叫的聲響，從他的嘴裡發出來。他身子開始向前倒，我拽著他的肩膀，把他放躺在沙發上，可怕的是，我丈夫彷彿無生命的身體從沙發上滑下來，我沒有力量阻止他。所有的時間他都在抽搐，我把他的頭靠在我的膝蓋上……」

在親人面前，杜斯妥也夫斯基的發作是毫無功利性、賣弄性的。事實上，他的疾病發作與旁人在場與否無關，獨處時也發作，而且他把病程都忠實記錄了下來。

從現代醫學的角度來看，癲癇與癔症的現場即時鑑別不難。前者的腦電圖檢查常常出現異常的波形，即使未發作時仍會殘留一些波形的蛛絲馬跡，就好像心電圖反映人的心臟情況一樣，而癔症的腦電圖完全正常。第二點，癲癇發作時雙側瞳孔的對光反射會消失，即使用手電筒照射，瞳孔仍然沒有收縮反應，癔症則相反。

癲癇人格的生活與寫作

目前的醫學還無法完整解釋癲癇的病因，只能籠統歸咎於大腦某些區域的放電異常。

一般文學批評家認為，杜斯妥也夫斯基的小說藝術風格粗糙，特別是語言顯得拖沓囉唆。他自己也曾抱怨不具備時間、金錢等條件，無法像托爾斯泰和屠格涅夫（Ivan Turgenev）那樣仔細推敲作品。事實上，那兩位過著精緻生活的作家，他們的物質生活條件是杜氏無法比擬的。然而，杜斯妥也夫斯基的小說語言缺乏理性打磨和精雕細琢，甚至呈現精神分裂表達的原生態，卻也流露出日常語言的「陌生化」，與其說是一種藝術化的語言，不如說是一種癲癇病患的獨特心理表達。

杜斯妥也夫斯基一生筆耕不輟，這或多或少算是病症之一。翻開他留下來那一本又一本的厚厚筆記，人們發現裡頭的文字潦草、密集、狂野，盡是天馬行空、連續不斷，甚至有畫像穿插其中，其複雜程度超越了一般寫作愛好者。臨床上，癲癇病患有一種特徵叫「多寫症」，大致與此相符。

在《白痴》裡，杜斯妥也夫斯基筆下的梅詩金公爵就是一位典型的癲癇病患，不僅具備作家本人的病──「一種緊張性疾病，一種驚厥性痙攣」，而且有明顯的發作先兆，這些顯然都是作家的親身體會：

「突然，他的大腦似乎在短時間著火……他的意識在閃電閃爍的那些時刻迸發了十倍，他的心充滿了耀眼的光芒，他所有的激動、懷疑和擔憂，似乎都化作一個閃爍，最終達到了偉大的平靜……但這些時刻、這些閃爍仍然只是預兆的最後一秒，那一秒當然是令人難以忍受的。」

杜斯妥也夫斯基的癲癇人格尤其刻板，這體現在他的嗜賭成性上，也體現在他的特殊飲食習慣上。

例如，他妻子安娜回憶，煮雞肉前，他喜歡用溫暖的牛奶反覆沖洗雞肉。他喜歡在吃甜點前喝上半杯白蘭地，永遠如此。

他女兒則回憶他的用茶過程：「先用熱水沖洗茶壺，然後放三茶匙茶葉進去，茶壺只裝三分之一水，再用餐巾紙覆蓋。三分鐘後要倒茶時，父親總是盯著它的顏色，他經常會再加一些茶葉進去，或者加入額外的開水。他總是會把玻璃杯帶進他的書房，但很快又回來再加一些茶或想辦法稀釋。他常說，倒茶時的顏色似乎很好，但帶到書房後，顏色又不對了。」

這位奇怪的作家有自己的專用茶匙，非此不用，喝茶時規定只加兩塊糖，多一點少一點都不行。

至於文學作品中的暴力傾向，似乎也印證了杜斯妥也夫斯基潛隱在內心深處的癲癇人格──暴戾。《卡拉馬助夫兄弟們》中，老卡拉馬助夫死於自己的私生子斯麥爾加科夫之手，這個私生子是老頭性侵婦女的產物！《罪與罰》中，大學生拉斯柯爾尼科夫受無政府主義思想毒害，認為自己是個超人，可以為所欲為。他為生計所迫，殘忍殺死了放高利貸的老太婆和她的無辜妹妹，製造了一起震驚全俄的凶殺案。杜斯妥也夫斯基被高爾基稱為「殘酷的天才」，這種「殘酷性」著重表現在杜氏對人性罪惡本質和罪惡心理的深刻反思，也源於他的癲癇人格。

遺憾還是幸運？

毫無疑問，癲癇的頻繁發作對病患的身心均構成重大損害，尤其是腦部功能，慶幸的是，杜斯妥也夫斯基沒有步上許多患者的後塵，他似乎並未因此導致智能退化，創作依然旺盛如火。就在他去世前不久，長篇小說《卡拉馬助夫兄弟們》面世，一如既往承載著作者對人類靈魂的拷問。

然而，縱觀杜斯妥也夫斯基的一生，我們不難發現，癲癇的後遺症還是不時折磨著他。他的記憶力很糟糕，為此出過洋相，甚至付出了損失友誼、遭受罵名的代價。

他很容易忘記別人的姓名和面孔，讓他無意間得罪了不少人。有一次，杜斯妥也夫斯基去拜訪別人，在樓梯上遇到一位作家卻想不起對方是誰，樣子倒是似曾相識。那位作家熱情地向他問好，見他表情驚愕又冷漠，只好自我介紹說是某某詩人。杜斯妥也夫斯基渾渾噩噩、懵懵懂懂地說：「你？詩人？我很高興，我很高興……」那位作家失望又生氣，認定杜氏高傲，故意不認人。有時候，杜斯妥也夫斯基甚至會忘記身邊人的姓名。俄羅斯人的姓名原本就很長，第一個是本名，中間是父名，最後才是姓。某回他與妻子出國訪問，他獨自去德國德勒斯登的俄國領事館填寫文件，居然忘了妻子的全名，只好匆匆趕回去，要妻子把父名寫下來，帶在身上，以免再次忘記。

然而，對於大是大非，杜斯妥也夫斯基絕不忘懷。

雖然學的是理工科，杜斯妥也夫斯卻從少年時代就酷嗜文學。辭去測繪工作不久，他寫出了處女作《窮人》，送給一個朋友看。他朋友住在詩人涅克拉索夫（Nikolai Alekseevich Nekrasov）家中，當天晚上，那位朋友與涅克拉索夫拿起稿子讀，愈讀愈覺得有興趣，兩人索性輪流朗讀，整整朗讀了一夜。凌晨四點，具有詩人浪漫氣質的涅克拉索夫拉著那位朋友，非要去看望杜斯妥也夫斯基不可。他倆上前熱烈擁抱了杜斯妥也夫斯基，祝賀他的處女作成功！涅克拉索夫滿口答應將《窮人》推薦給著名評論家別林斯基（Vissarion Belinsky）。

一開始，別林斯基覺得此人毫無名氣，不以為然，不料仔細一讀後禁不住拍案叫絕，當夜就想見見這位年輕的作者。幾天後，涅克拉索夫帶著杜斯妥也夫斯基去見別林斯基，莊重又矜持的評論家對杜氏說：「你是否知道自己寫出了一部怎樣的作品？」他熱情誇獎了《窮人》，讚揚作者的技巧、才華和潛質，並預言杜斯妥也夫斯基一定會成為偉大的作家。這是多麼巨大的鼓舞啊。杜斯妥也夫斯基晚年百病纏身，記性也差，唯獨對此事始終念念不忘。他在回憶錄中寫道：「我離開他的時候，心都醉了。我在他家的街角停了下來，仰望明朗清澈的天空，看著來往的行人，整個身心都感覺到，我一生中的重大時刻，影響終生的轉折來了……」

毫無疑問，涅克拉索夫的引薦發揮了很大的作用，杜斯妥也夫斯基對此也心存感激，可惜不久後兩人由於政見不合，分道揚鑣。

一八七四年，杜斯妥也夫斯基與一度疏遠的涅克拉索夫恢復來往。他是個重感情的人，為能恢復友誼而感到由衷的高興。三年後，涅克拉索夫身患絕症，即將離世前的一個月，杜斯妥也夫斯基去看望他，此時涅克拉索夫已日薄西山，氣息奄奄，但他還能翕動著嘴唇說話，而且保持著清醒的頭腦，讓訪者心如刀割。葬禮上，杜斯妥也夫斯基感慨萬千，即席演說道，他認為涅克拉索夫的詩歌源泉是「一顆受傷的心，而這心中充滿了愛，愛受苦的人、愛孩子、愛俄羅斯人民」。杜斯妥也夫斯基無論如何都忘不掉涅克拉索夫帶他去見別林斯基的那個晚上——那天晚上的雲特別清，月特別光亮。

如果可以轉移垂死恩人身上的病痛，杜斯妥也夫斯基一定會讓自己的身體來承擔。他說過一句最著名的話就是：「我只擔心一件事，我怕配不上自己所受的苦難。」

是的，沒有苦難，就沒有語不驚人死不休的宏編巨著；沒有苦難，就沒有人世間的真愛和深情。

大英雄的酒精木乃伊

霍雷肖・納爾遜
Horatio Nelson
一七五八・九・二十九～一八〇五・十・二十一

酒桶藏屍，驚天地泣鬼神

香港的街道名稱多源自英國殖民時代，當年的名稱設計者很可能並非對中英文化瞭如指掌，也或許他們根本不需要考慮華人的理解力。

九龍半島的旺角有一條全長兩百四十公尺的東西走向街道，每日浸泡在熙熙攘攘的人流中。遊客和當地人往往接踵摩肩，匆匆走過，不曾多留意這條街的中文名字——奶路臣街。這是一組沒有明確涵義的漢字組合，莫非這條街過去是做牛奶生意的？說不定專擅牛奶西米露這類甜品？

細看街道的英文標識，頓開茅塞，原來「奶路臣」是英國海軍名將納爾遜（Nelson）的粵語譯音，英國人設街命名，就和我們命名為中山路、中正路差不多意思。

這位納爾遜又是何許人也？得先從他的遺體說起。

一八〇五年十月二十八日，剛在一週前的特拉法加海戰中大勝法國海軍的英國皇家海軍戰艦「勝利號」徐徐駛入直布羅陀海峽，船上的人神色凝重，勝利的狂喜已被遠遠拋在深藍的身後。

終於，傷痕累累、桅杆破損的「勝利號」安全靠岸了，此時的直布羅陀還在英國的管制之下。早已列隊完畢的英軍軍樂手隨即奏起沉雄的哀樂。幾位身材高大的海軍士兵扶著一個大型木質酒桶，從船上小心翼翼走下來。他們和艦長一樣雙眼含淚，目光卻無比堅定。

岸上的軍人們紛紛圍攏而上，迫不及待打開了那個原本盛滿蘭姆酒的海軍專用巨大酒桶。

堂堂世界一流海軍，為何船上常備讓人放縱的美酒？

原來，不管是打仗還是探險，遠海航行都需要準備充足的水源，海水當然不能直接飲用，而人們還遠遠無法想像如何淡化海水。飲用的淡水被裝入密封木桶，儲存於甲板之下。不過，這樣保存的淡水容易滋生海藻和細菌，不利於長期保存，更無法健康飲用。於是酒的優點就凸顯出來了，儘管酒確實容易引發衝動和喪失理智。更何況長途跋涉、生死未卜、枯燥乏味，再加上精神高度緊張，水手們總得適當放鬆緊繃的神經，酒精便成為水手的航行伴侶。

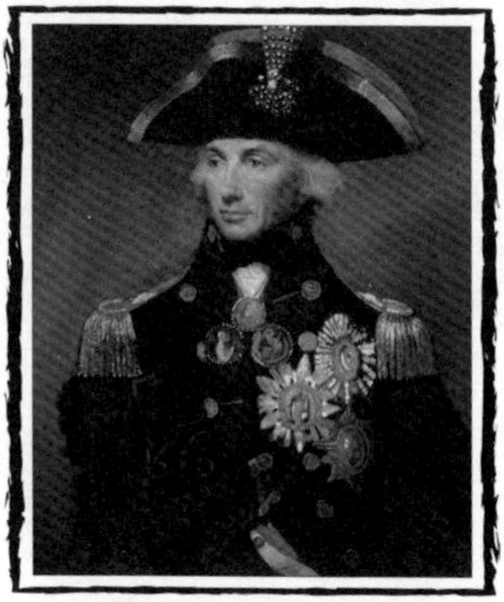

十六世紀時，西印度群島盛產甘蔗，當時用古老的加熱方法提

煉蔗糖，此法到了最後總有一些含高分子的糖汁殘液無法繼續加熱提煉，人們不想浪費，便將這些低廉的剩餘物質煮沸、發酵，釀造成酒，蘭姆酒的雛形就這樣誕生於加勒比海。一開始，這種黑色的飲料味道古怪、難以下嚥，還會引發宿酒症，人稱「鬼見愁」，但經過改良後，當時頻繁穿梭於加勒比海的歐洲各國海軍，乃至海盜船隊，人人鍾情。英國海軍自一六五五年正式分發蘭姆酒給水兵，直到一九七〇年廢止，整整三百一十五年，讓這款奇特的飲料見證了興衰！

打勝仗的皇家海軍官兵把那個經歷了特拉法加大海戰硝煙的酒桶打開時，所有人的目光都不約而同聚焦在桶子上，這一刻，大家都忘記了美酒的誘惑，大家都聞不到酒精的香醇，而是一股血腥和化學物質混合後的刺鼻氣味。大家心裡只有那位大英雄，準確說，是他的遺體。

桶裡的蘭姆酒所剩無多，而且相當渾濁，大概是因為混雜了遺體早期變質滲出的人體組織液，氣味自然不佳。還好，此刻天氣開始轉冷，大英雄的屍首還算完整，臉容清晰而安詳，沒有想像中那麼恐怖。

大家誠惶誠恐地把他從酒桶中抱出來，只見溼漉漉的遺體穿著整齊的海軍中將禮服，禮服上依然別著閃閃發亮的勳章，連軍帽都一絲不苟，四肢的彈性依舊，似乎只是酒醉不醒。多希望他真的只是酒醉昏睡呀！

軍人們準備了一個邊線鑲上鉛的正式棺木，棺內同樣灌入蘭姆酒，把將軍的遺體轉移過去後，小心地蓋上了棺蓋。

當將軍的遺體被隆重運送回英國時，已是十二月底了。英國政府為他別出心裁地準備了一副上好的棺木，木材來自當年尼羅河戰役中被焚燬的法軍旗艦「東方號」，將軍在此戰中表現英勇。重新入殮時，發現原棺木內的酒精不翼而飛，唯有將軍依然安睡在內，肌膚看似完好無損。

隨後，將軍的靈柩被安放到英國皇家海軍轄下的格林威治醫院大畫廳，停靈三日，期間大批民眾到場悼念，哭聲與哀悼聲震天。一八〇六年一月九日上午，將軍正式出殯，靈柩在儀仗隊護送下由海軍部出發，徐徐運送至聖保羅大教堂，最後長眠於教堂的地下石棺內，就在教堂圓穹正下方。落葬時，「勝利號」數面船旗原本計畫一同陪葬，最後船員保留了這些旗幟，並將它們一一撕成細塊，每人收藏一小塊，以資紀念。

一代名將為什麼置身於酒桶中？那些浸泡遺體的美酒為何總是不翼而飛？

殘疾將軍，恪盡職守

納爾遜的遺體並不完整，缺了右前臂，瞎了右眼，不過並非傷於特拉法加大海戰，而是將軍在前幾次大戰中榮獲的「勳章」。霍雷肖・納爾遜（Horatio Nelson），英國皇家海軍著名將領。英國歷史上公認的英雄有三位，第一是滑鐵盧打敗拿破崙的威靈頓公爵，第二是帶領英國人戰勝納粹的邱吉爾首相，第三就是這位納爾遜了。二〇〇二年ＢＢＣ舉行「最偉大的一百位英國人」調查，結果納爾遜名列第九位！

十九世紀初，拿破崙統治的法國如日中天，陸軍尤其強大，幾乎所向披靡。與英國為首的反法聯盟爆發戰爭不可避免，拿破崙計畫讓主力進軍英國本土，為了牽制強大的英國海軍，指派海軍中將維爾納夫（Pierre-Charles-Jean-Baptiste-Silvestre de Villeneuve）率領法國和西班牙聯合艦隊與英國皇家海軍周旋。一八〇五年十月二十一日上午，雙方在西班牙特拉法加角外海面不期而遇，決戰一觸即發。

當日天氣晴朗，吹微弱西風，法國與西班牙的聯合艦隊共攜戰艦四十一艘，趾高氣揚地向南猛撲。此時，納爾遜的艦隊共有戰艦三十三艘，雖然略少於敵方，但他憑藉多年的指揮經驗和自信的臨場發揮能力，毫不示弱，將艦隊分成兩股大致平排的縱列，雙雙由西邊朝敵艦群的側翼駛去，攻其不備，令法西聯合艦隊陷入混亂。第一炮打響後，納爾遜緊急命令旗艦「勝利號」向艦隊發出一個激勵軍心的旗號：「英格蘭期盼每位漢子恪盡其責！」（England expects that every man will do his duty!）

法國和西班牙的指揮官經驗不足，整支聯合艦隊陷入混亂狀態，他們的旗語信號本不甚清晰，兩國的指揮系統又不那麼協調，再加上受西風影響，一時不知所措、束手無策。慌亂中，維爾納夫居然命令艦隊掉頭。此時納爾遜及時調整策略，由他統領一股縱列軍艦，以直角的姿態，猶如一把剪刀般插進敵艦群。這突然的嵌入讓敵人更加慌不擇路。這種非常規的攻擊手法雖然非常冒險，但出其不意，奇兵如有神助，納爾遜副手指揮的其他艦船更是積極配合，從外面包抄，兩個縱隊同時開火，萬炮齊鳴，特拉法加海面頓時沸騰。法西聯合艦隊像一隻無頭蒼蠅，前進不是，後退不得，勉強被動地回炮反擊，但首尾無法照應，被裡裡外外的英國艦炮重創，不少水兵被炸得血肉模糊、粉身碎骨，傷亡持續增加。有的艦船被打成一片火海，船上盡是淒厲的鬼哭神嚎，有的艦船被打成篩子狀，船上屍橫狼藉，法西艦隊頹勢一發不可收拾，敗局基本底定。

下午大約一時十五分，納爾遜與旗艦艦長托馬斯．哈代（Thomas Hardy）登上後甲板區巡視，他們舉起望遠鏡，戰局已成竹在胸了。忽然，納爾遜大叫一聲，旋即倒地。由於戰鬥中炮聲隆隆，將士們一時間不知發生了什麼事。哈代懵了半分鐘才意識到事態嚴重：將軍中彈了！

原來，「勝利號」旁邊有一艘法艦「可畏號」，雖然挨了好幾炮，濃煙滾滾之中，法國士兵依然不氣餒，他們發揚陸軍的好傳統，用一排燧發槍噴出了一陣舖天蓋地而來的彈雨。

坊間傳聞，納爾遜中彈是因佩戴著閃閃發亮的勳章，引起敵方狙擊手的注意。事實上這個說法並不可靠，因為當時的槍械主要是燧發槍，這種武器前向裝彈，子彈為球形，槍管內也沒有膛線，射出去的精準度非常差，愈遠就愈容易偏離。海戰時，艦炮才是主要的殺傷武器，兩艘軍艦的距離不會太近，再加上濃煙障目、海浪顛簸，敵軍士兵就算看準了納爾遜打算狙擊，想達到目的還是極其困難。另外，射出的子彈在空中很容易被海風干擾方向，想在這種情況下擊中目標幾乎是痴人做夢。燧發槍真正的用法是集中排列同時開火，利用子彈的密度、數量優勢覆蓋敵軍，利用概率殺傷敵人，納爾遜極有可能就是這樣被流彈擊中的。

納爾遜中彈後，隨即被扶進船艙，期間他的意識曾短暫保持清醒，還一度繼續發號施令，但傷情很快急轉直下。軍醫匆匆趕來，發現子彈由上而下擊中他的左肩，穿過肺部，最後停留於脊柱尾部。

下午二時半，哈代前來看望半躺在地上的納爾遜，告訴他敵方多艘戰艦已先後投降。納爾遜臉色蒼白，呼吸急促，似乎被劇痛折磨得滿頭大汗，連說話的聲音都含糊不清。他自知命不久矣，斷斷續續地命令哈代接替自己的指揮權，並交代了身後事。哈代默默點頭，跪下輕吻納爾遜的臉頰，納爾遜說了一句：「願主祝福你……」隨後，哈代便轉身繼續指揮戰鬥。納爾遜很快陷入彌留，不時含糊地說：「感謝主，我恪守了自己的職責……為了主和我的祖國……」

四時三十分，中彈三小時十五分鐘後，納爾遜最終殉職於「勝利號」內，終年四十七歲。

至下午五時，英國皇家海軍取得完全的勝利，俘獲敵方戰艦二十一艘，擊毀一艘，法國和西班牙海軍共被俘八千多人，另有五千多人傷亡。在隨後的海浪風暴中，三千多名戰俘殉難。英軍方面，自納爾遜以下，四百餘人陣亡，一千兩百多人負傷，戰艦毀損不少，但沒有任何一艘被擊沉。

槍傷致死，另有蹊蹺

納爾遜被擊中時，如果及時救治，能否免於一死？

從受傷至死亡的整個過程看，納爾遜似乎沒有被擊中要害。眾所周知，胸背部的主要器官無非是心臟、肺臟和連接心臟的主動脈等大血管，再來就是脊髓。如果肺部被擊中，而子彈恰好避過了主要的血管，那麼傷者確實有機會不死。抗日戰爭中，中共名將、一一五師師長林彪曾被閻錫山的晉軍開槍誤傷，子彈正好打斷肋骨，穿肺而過。林彪雖受重傷，但躲過一死，也沒有即時的生命危險，傷口表面在一週後癒合，後遺症則是後話。

如果破壞了胸部脊髓，傷者也未必會在短時間內死亡，但癱瘓不可避免。倘若子彈擊中了心臟或者附近的大血管，那麼傷者必死無疑，而且很快——心臟是人體的循環發動機，一旦打爛，循環工作即刻停止；大血管如果破裂，血液將由此崩漏而出，各器官（尤其是腦部）接收不到有效的血液供應，等於循環停止，死亡自然馬上降臨。

納爾遜拖了三個多小時才去世，顯然以上假設都不成立。那他究竟是哪個部位出問題呢？

答案很可能是氣胸！

原來，人的肺臟和胸壁間有一潛在的空腔，名為胸膜腔，正常時裡面會有少量液體。此腔由肺臟的臟層胸膜和胸壁的壁層胸膜所包覆。一般情況下，兩層膜靠在一起，腔內並無氣體。簡單說，氣胸是指胸膜腔內出現了氣體，並由於氣體造成了較大的壓力，壓扁肺葉使之塌陷，導致喪失了正常的肺部換氣功能。

肺臟和肺泡裡飽含氣體，是氧交換的場所。目前多見的是自發性氣胸，也就是在沒有外來因素下，病患自行產生的氣胸，病理上的常見原因是肺上葉接近尖端的囊泡破裂，病患多為瘦高男性。此外，部分慢性阻塞性肺病、肺結核、肺癌病患，由於肺部本身的破損，也會引發氣胸。臨床表現多為胸部疼痛，肺塌陷嚴重時會發生呼吸困難，有些病患會有乾咳，嚴重時可發生呼吸衰竭或猝死。

至於創傷性氣胸，非戰爭條件下，多半出現在意外或鬥毆之中。傷者的胸壁受到損傷後，外界空氣自由地由胸壁上的傷口闖入胸膜腔中積累起來，肺臟因而受壓，導致病患呼吸困難。胸壁傷口的大小，與氣胸對肺臟施加的壓力而導致的肺萎陷有直接的關係。如不及時閉合胸壁的傷口、穿刺胸腔做排氣解壓，胸膜腔會逐漸被外界空氣填滿，胸部的壓力隨即上升。當空氣只進不出，胸膜腔內的壓力足夠高時，傷者的整個肺組織、循環和呼吸系統都會受到徹底的抑制，以至於萎縮，很容易引發神智不清，甚至缺氧、休克，最後死亡。

納爾遜受傷至死，大致符合這個過程。當時距離發明X光機還有九十年，根本無從精確診斷。如果有人能果敢判斷，當機立斷，使用一根細針嘗試穿刺納爾遜的胸部，吸出氣體，或許能救他一命。另一方面，次要血管被擊穿後，慢慢滲血，最後導致失血過多而死，這種可能性也不能排除。除非進行屍檢，否則答案永遠都有爭議。但今天想開棺驗屍，英國人恐怕無法接受。

相傳，納爾遜原是個身材矮小且容易暈船的人，能成為皇家海軍的將領實屬不易。他作戰勇敢，身先士卒。一七九四年攻擊科西嘉島時，法國人打來的碎石和彈片擊中他的臉部，造成右眼永久性失明。這是不是讓讀者想起了三國時代的曹操大將夏侯惇？成為獨眼龍的納爾遜依舊帶頭衝鋒陷陣，三年後，在聖克魯斯登陸戰中，他的右臂肘部受傷，被抬回船上進行緊急手術。由於傷勢過重，他不得不接受右前臂截肢的不幸現實。

特拉法加海戰前，納爾遜就是英國的大英雄和公眾偶像了。特拉法加海戰後，他更成為英國皇家海軍的精神象徵，以至於敵人都對他欽佩得五體投地。據說，拿破崙下令在軍隊的旗幟上書寫納爾遜那句讓各人恪盡職守的著名誓言，只不過英文改成法文，「英格蘭」改成「法蘭西」而已。

千奇百怪的防腐術

納爾遜戰死後，船員們為了保存遺體不會腐爛，也為了讓更多人能夠瞻仰大英雄的遺容，想出了唯一的辦法——把他浸泡在酒桶裡。當時的人已經發現酒精具有一些防腐功能。

遺體腐爛主要是細菌作用的結果。凡是對細菌繁殖有利的條件，都能促進腐爛的發生與發展。適宜的溼度是細菌繁殖的重要條件，也是遺體腐敗得以繼續的重要條件。一般來說，肥胖者因體內水分多，水分發散也較為緩慢，腐爛的速度比瘦弱者快。但水分畢竟不是唯一因素，中國考古發現，不少古人屍體就浸泡於液體當中（這種浸泡往往是由後天環境生成，並非下葬時有意為之），但屍身保存良好。可見環境、死因，甚至死者年齡等，都是不可忽略的因素。

自古以來，人們保護遺體、避免遺體腐敗的想法和嘗試早已有之。據《聖經．約翰福音》記載，耶穌基督的屍體就是浸泡在「重約一百磅的沒藥和沉香混合液中」以防腐。而馬其頓亞歷山大大帝英年早逝後，據說遺體是用蜂蜜保存的——人體版蜜餞。

中國的五代十國時期，遼主耶律德光南征中原時暴病身亡，手下為了讓太后見得遺容，下令廚師掏空皇帝的腹腔，挖走內臟，用食鹽充斥其間，硬生生製作了一副「皇帝臘肉」，匆匆運往遙遠的北方草原。

鹽（通常指氯化鈉）與糖（一般指蔗糖）能以多種方式干擾微生物的生長，因此可以延遲屍體和食物的腐敗。它們最顯著的方式是透過滲透作用，使有機體脫水。無論是固體或溶液中的鹽或糖，都會傾向與所接觸的有機質內所含鹽分或糖分達到濃度平衡。這樣的作用會讓水分從有機質中移到外界，而鹽或糖分子則滲入它們內部。有機質一旦缺少水分，很多細菌就無法生長。中式臘肉與臘腸、西式培根、鹹豬肉、火腿、蜜餞、果醬等食物的保存原理，大致如此。

除了造成有機質脫水，鹽和糖還會干擾細菌的酵素活性，也會減弱生物DNA分子的結構。糖還提供另一種間接的保存形式，可以促進其他特定生物的滋生，加速抗菌化合物的累積。例如，酒裡面的酵母會將糖發酵，轉換為酒精。

酒精為什麼可以防腐？它的成分主要是乙醇，乙醇可使蛋白質變性，具有某種程度的殺菌作用。那是不是純度愈高的乙醇，殺菌效果愈好呢？非也！濃度太高時，乙醇會使細菌表面的蛋白質瞬間凝固，形成一層硬膜，這層硬膜反而會對細菌內部產生保護作用，防止乙醇進一步滲入殺滅之。人們經過反覆實驗，終於發現濃度七五％的乙醇用於消毒殺菌的效果最佳，也就是今天廣泛使用的藥用酒精。

納爾遜逝世後，遺體浸泡在蘭姆酒中，乙醇含量和濃度肯定有限，雖未必能達到七五％左右，但確實可以發揮一定程度的作用，延緩遺體腐爛。

百年不朽，夢想還是現實？

現代人已經不需要用乙醇來保存遺體了。我學醫時遇到的第一道難關便是排除人體解剖的恐懼，其中的重要一環則是忍受那股刺鼻的氣味——不是屍體腐爛的臭味，而是用於保存遺體的福馬林藥水特有的刺激怪味！

福馬林，甲醛含量為三五%至四○%的水溶液，具有防腐、消毒和漂白的功能。它能殺死微生物，有效固化蛋白質，防止蛋白質變性，但固化後的蛋白質往往會脫色變黃。福馬林在不同領域各有其用，在醫學上的作用有防腐、保存病理切片、消毒手術器械和病房等，但有致癌性，長期接觸會影響人體健康。

此外，真空和惰性氣體這兩種防腐方法也各行其道，皆能最大限度地降低遺體蛋白質因氧化發生的變性，同樣能防止細菌繁殖。現代的考古調查中，科學家在俄羅斯的西伯利亞凍土層發掘出史前的猛獁象遺骸，這些歷經數萬年以上的有機質大多保存得相當完整！人們隨之開始發展低溫防腐技術，效果也很好。一些組織細胞在解凍後，甚至能夠恢復部分生物活性，但保存條件要求極高，常常需要把遺體全部浸泡在超低溫（接近攝氏零下兩百度）的液氮中。有人甚至設想把患有不治之症的病患「冷藏」起來，等待科學更昌明的某一天，使用未來技術使之甦醒，接受有效的治療。

二十世紀七○年代末，德國解剖學家哈根斯（Gunther von Hagens）發明了用塑化技術保存遺體的方法，據稱可以保存百年以上。不過，製作一具塑化遺體需要一千五百多個工時和幾十道工序，代價不菲。

時至今日，依然有人追求肉身不朽，但不管主觀也好，被動也罷，真正的不朽恐怕都不是來自於人類的科學技術，儘管目前的防腐技術早已令古人瞠目結舌。

兩百多年過去，聖保羅大教堂墓穴中的納爾遜遺體恐怕早就化為一堆枯骨，卻依然有無數英國人懷念他，依然有人拿他的名字命名廣場、街道，這才是真正的永垂不朽！

對了，入殮時，為什麼酒桶和棺木中的蘭姆酒會不翼而飛呢？在密封條件下，一、兩週內完全蒸發似乎不大可能。其實這是個千古之謎。英國人很願意相信，是水手們冒著生病的危險，偷偷把沾有納爾遜血跡和屍體分泌物的蘭姆酒喝光了——因為他們相信這樣可以壯膽，可以讓英靈附體，可以讓自己無畏無敵！

跋

五月下旬，南方酷熱無比。今年的夏天來得特別早，香港也不例外。從維多利亞港附近的會展中心，我搭捷運來到西營盤站。這個週末除了參加醫學會議，我還想參觀一處神祕的地方。

會展中心承辦著重要會議，一側是車水馬龍的現代化大都會，高樓廣廈鱗次櫛比；一側是碧波蕩漾的深藍港灣，鷗鷺翩翩，百舸爭流。據說這是金紫荊花開得最美的地方，可惜我在這兒一直沒看到。

從地鐵站出來，我向路人打聽何處是「堅道」。路人見我背著行囊、滿頭大汗，熱心建議我坐計程車，因為沿著山間步道至少得走上二十分鐘！我一笑謝絕，選擇步行。

這裡是港島上環的山崗，曾是荒山野嶺，現代文明的介入使之儼然成了半個郊野公園，雖然有幾處別墅區突兀地占領了部分自然景觀，但山邊依舊綠樹成蔭、夏花嬌妍。那些低矮灌木結出的叢叢紫色花朵我叫不出名字，只肯定不是紫荊花，但見自然純樸，略帶幾分野性和可愛，遠遠地還透著淡雅的清香，怪不得鳥兒都躲在樹梢上淺聲低唱。

十五分鐘後，我找到了「堅道」和它的附屬小巷，一處紅色的磚瓦屋頂在綠樹中露出半邊臉。我知道，目的地到了。

不知不覺間，太平山已在腳下，而香港醫學博物館就在自己眼前。這是一幢不起眼的建築，完全沒有想像中那樣恢弘壯麗，三層式的建築結構瀰漫著十九世紀的英式風格，當下顯得含蓄又安靜。

一百多年前，我腳下這塊土地經歷了一場慘絕人寰的瘟疫。文明的衝突、歷史的重演、良知的覺醒、探索的不息，全是此地曾經上演的活劇。由此，現代醫學在香港才真正拉開了帷幕。這幢小樓也被隨之而來的命運安排了新的使命——成為香港的病理學中心，讓細菌、病毒原形畢露，讓更多的疫苗造福千萬家庭。

我信步走入參觀。映入眼簾的是當年的實驗室、簡陋的器材、發黃的照片、字跡模糊的文件，以及上世紀中葉香港人使用的醫療器材。這些東西已經沒有使用價值了，唯一的餘熱就是讓後人感受前人的艱苦和來之不易的昌明。

一樽樽小瓶子裝的不再是救人於水火的疫苗或藥水，而是歷史的沉積物，這使它們的重量似乎一下子翻了好幾倍。一把把曾經鋥亮的手術刀不再發出果斷的光芒，只留下記錄昔日輝煌的鏽跡，那些刀刃似乎瞬間就能撥開歷史的迷霧、剖開時間的贅皮，講述一個個動人曲折的故事。

稱奇的是，這間博物館也收藏了一室的中醫藥材標本和傳統器具。華洋雜處的香港從來不割裂自己的過去，雖然她喜歡張開臂彎，擁抱來自另一個世界的精華。也許，文明的碰撞最能綻放出科學的絢爛光彩，最能昇華出發展的持久動力。

博物館的背後藏著一個小小的後花園。中藥、花草、盆景錯落其間，蔚為大觀，恬靜得宛如世外桃源，很容易讓遊人忘卻還有一尊外國人的青銅塑像掩映在花木間，雙眼發出睿智的光芒。塑像的碑文介紹令人頓開茅塞，也更堅定了我寫好醫學史的決心，讓更多的靈感滋生精神的營養。畢竟，每一件見證風雲激盪的實物、每一段沾著血和淚的醫學情節，都不僅僅是科學戰勝愚昧的例證，更是發掘人類靈魂閃光的最佳角度。

從博物館的斜坡走下來，進入一個寬敞的社區，基督堂和中式廟宇比鄰，風格迴異卻相得益彰，表面看風馬牛不相及，實質上，自從開闢出這塊區域以來，這些建築的職能就只有一個——讓受苦的人寄託自己不安的靈魂，讓傳播善意的衝動拯救每一具受傷的軀體、每一顆絕望的心。

或許，這裡才是金紫荊開得最美的地方。

二〇一七年七月二十五日，澳門

HISTORY 系列 033

世界史聞不出的藥水味：那些外國名人的生老病死

作　者—譚健鍬
主　編—邱憶伶
責任編輯—陳詠瑜
責任企畫—葉蘭芳
封面設計—李莉君
內頁設計—張靜怡
董事長
總經理—趙政岷
總編輯—李采洪
出版者—時報文化出版企業股份有限公司
一〇八〇三臺北市和平西路三段二四〇號三樓
發行專線—（〇二）二三〇六—六八四二
讀者服務專線—〇八〇〇—二三一—七〇五
（〇二）二三〇四—七一〇三
讀者服務傳真—（〇二）二三〇四—六八五八
郵撥—一九三四四七二四時報文化出版公司
信箱—臺北郵政七九～九九信箱
時報悅讀網—http://www.readingtimes.com.tw
電子郵件信箱—newstudy@readingtimes.com.tw
時報出版愛讀者粉絲團—https://www.facebook.com/readingtimes.2
法律顧問—理律法律事務所陳長文律師、李念祖律師
印　刷—盈昌印刷有限公司
初版一刷—二〇一七年十月二十七日
定　價—新臺幣三三〇元
（缺頁或破損的書，請寄回更換）

時報文化出版公司成立於一九七五年，並於一九九九年股票上櫃公開發行，於二〇〇八年脫離中時集團非屬旺中，以「尊重智慧與創意的文化事業」為信念。

國家圖書館出版品預行編目（CIP）資料

世界史聞不出的藥水味：那些外國名人的生老病死／譚健鍬著．-- 初版．-- 臺北市：時報文化，2017.10
304 面；14.8×21 公分．--（HISTORY 系列；33）

ISBN 978-957-13-7180-1（平裝）

1. 醫學史　2. 世界傳記

410.9　　106018130

【圖片聲明】除了作者拍攝的照片，本書使用的圖片皆取自維基百科的公有領域或創用 CC，出版前已盡力釐清版權並依循使用權利，若仍有侵犯著作權或其他未盡之處，懇請見諒並不吝告知。

ISBN:978-957-13-7180-1
Printed in Taiwan